JN208266

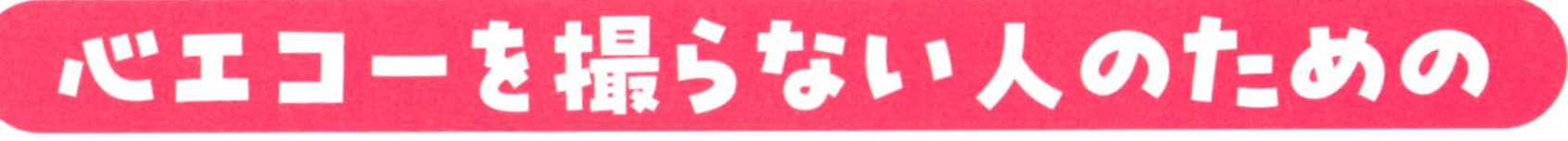

心エコー読み方ガイド

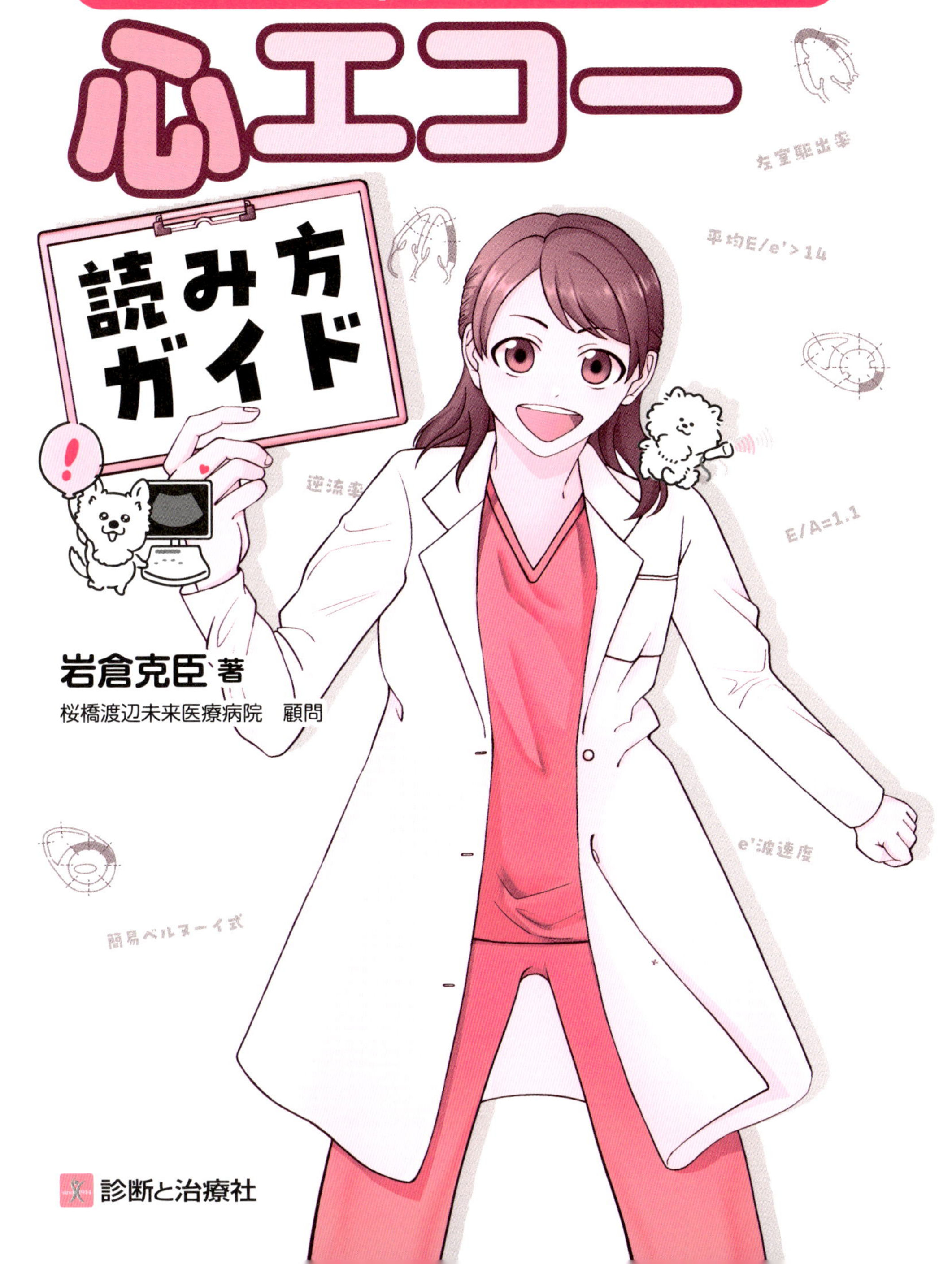

岩倉克臣 著
桜橋渡辺未来医療病院　顧問

診断と治療社

序　文

世の中には心エコーについての本が，初心者のための入門書からベテラン向きの高度な専門書まで満ち溢れています．この本はそれらと違ったユニークな本を目指しています．

心電図の本はどれも心電図の読み方を説明するもので，心電図をどう記録するかについてはごくわずかしか述べていません．読者のほとんどが自分で心電図を記録するのでなく，心電図を読む方ですので当然です．それに対し心エコーの本の多くは心エコーを撮る方を念頭に，心エコー画像をどのように判断するか，ある病気の心エコーではどのような点に注目するかなどについて書かれています．しかし，心エコーを必要とされる方の多くは実際にプローブを持つ方ではなく，検査結果だけをみられる方だと思います．

心エコーの検査所見には多くの数値や所見が記載されていますが，皆さんはこれらの数値をどのように読んで，活用されていますでしょうか．左室駆出率などはみられると思いますが，それ以外はサマリーを読んで終わりという方もいらっしゃるかと思います．でも，それではもったいないと思いませんか？

心エコーの検査所見にある数値や所見は宝の山です．しっかり読み込めば，心不全の病態，虚血性心疾患における病変部位，治療方針や手術適応，さらには今までの病気の経過までわかります．そのためには，検査所見に書かれている数値がそれぞれ何を意味しているかを理解し，それらを組み合わせて解釈することが求められます．本書はそのためのヒントを，プローブは持たないけれど検査所見をきちんと読みたい皆さんにお示しできればと思います．心エコーの画像も多く含んでいますが，あくまで心エコーではこんなものをみているのだと知ってもらうためのものですので，こんなものと眺めてさえもらえれば結構です．

看護師さんをはじめとするすべての医療従事者の方，循環器医以外の医師の方はもちろんのこと，臨床研修で循環器科の勉強をされる若い先生方にも読んでいただければと思っています．これからの医療を担う医学生，看護学生などの方にも参考になるかもしれません．あるいは循環器医でも心エコーの業務には携わっていない方にもお役に立てればと思います．本書が，心エコーの検査所見をよりよく読み，患者さんの病態をより理解できるための手助けになればと願っています．

2024 年 12 月

岩倉克臣

CONTENTS

●略語一覧

略　語	欧　　　　　語	日　本　語
AC	anterior commissure	前交連
AR	aortic regurgitation	大動脈弁閉鎖不全症
AS	aortic stenosis	大動脈弁狭窄症
ASD	atrial septal defect	心房中隔欠損症
ASE	American Society of Echocardiography	アメリカ心エコー図学会
ASH	asymmetric septal hypertrophy	非対称性中隔肥大
ATP	adenosine triphosphate	アデノシン三リン酸
AVA	aortic valve area	大動脈弁開口面積
AVAi, AVA index	aortic valve area index	大動脈弁開口面積係数
BNP	brain natriuretic peptide	脳性ナトリウム利尿ペプチド
CI	cardiac index	心拍出量係数
CO	cardiac output	心拍出量
CS	clinical scenarios	クリニカルシナリオ
CT	computed tomography	コンピュータ断層撮影
CW	continuous wave Doppler	連続波ドプラ
DcT	deceleration time	減速時間
EDV	end-diastolic volume	拡張末期容積
EF	ejection fraction	左室駆出率
EROA	effective regurgitant orifice area	有効逆流弁口面積
ESV	end-systolic volume	収縮末期容積
FS	fractional shortening	左室内径短縮率
GLS	global longitudinal strain	左室長軸ストレイン
HCM	hypertrophic cardiomyopathy	肥大型心筋症
HFpEF	heart failure with preserved ejection fraction	左室駆出率が保たれた心不全
HFrEF	heart failure with reduced ejection fraction	左室駆出率の低下した心不全
HOCM	hypertrophic obstructive cardiomyopathy	閉塞性肥大型心筋症
IVC	inferior vena cava	下大静脈
IVRT	isovolumetric relaxation time	等容弛緩時間
IVST	interventricular septal thickness	心室中隔壁厚

略　語	欧　　　　語	日　本　語
LA	left atrium	左房
LAV	left atrial volume	左房容積
LAVI	left atrial volume index	左房容積係数
LV	left ventricule	左室
LVDd	left ventricular end-diastolic diameter	左室拡張末期径
LVDs	left ventricular end-systolic diameter	左室収縮末期径
LVEDV	left ventricular end-diastolic volume	左室拡張末期容積
LVESV	left ventricular end-systolic volume	左室収縮末期容積
LVM	left ventricular mass	左室重量
LVMI	left ventricular mass index	左室重量係数
LVOT	left ventricular outflow tract	左室流出路
MAC	mitral annulus calcification	僧帽弁弁輪石灰化
MR	mitral regurgitation	僧帽弁閉鎖不全症
MRI	magnetic resonance imaging	磁気共鳴画像イメージング
MS	mitral stenosis	僧帽弁狭窄症
MVA	mitral valve area	僧帽弁開口面積
P	pressure	圧
PC	posterior commissure	後交連
PCI	percutaneous coronary intervention	経皮的冠動脈インターベンション
PCWP	pulmonary capillary wedge pressure	肺動脈楔入圧
PHT, P1/2T	pressure half time	圧半減時間
PISA	proximal isovelocity surface area	PISA
PR	pulmonary regurgitation	肺動脈弁閉鎖不全症
PR-PG	pulmonary regurgitation-pressure gradient	肺動脈弁閉鎖不全症での拡張末期圧較差
PS	pulmonary stenosis	肺動脈弁狭窄症
PTCA	percutaneous transluminal coronary angioplasty	経皮的冠動脈形成術
PTMC	percutaneous transseptal mitral commissurotomy	経皮的僧帽弁交連切開術

略　語	欧　　　　　語	日　本　語
PV flow	pulmonary venous flow	肺静脈血流
PW	pulsed wave Doppler	パルスドプラ
PWT	left ventricular posterior wall thickness	左室後壁壁厚
RA	right atrium	右房
RF	regurgitant fraction	逆流率
RV	right ventricule	右室
RV	regurgitant volume	逆流量
RVd	right ventricular diameter	右室径
RV-FAC	right ventricular fractional area change	右室面積変化率
RV-S'	right ventricular S'	三尖弁輪収縮期最大移動速度
RVSP	right ventricular systolic pressure	右室収縮期最大圧
RWT	relative wall thickness	相対壁厚
SH	severe hypokinesis	高度壁運動低下
STEMI	ST-elevation myocardial infarction	ST 上昇型心筋梗塞
STJ	sino-tubular junction	ST 接合部
SV	stroke volume	1 回心拍出量
TAPSE	tricuspid annular plane systolic excursion	三尖弁輪収縮期移動距離
TAVI	transcatheter aortic valve implantation	経カテーテル大動脈弁人工弁置換術
TDI	tissue Doppler imaging	組織ドプラ
TR	tricuspid regurgitation	三尖弁閉鎖不全症
TR-PG	tricuspid regurgitation-pressure gradient	三尖弁閉鎖不全での圧較差
TR-PV	tricuspid regurgitation-peak velocity	三尖弁閉鎖不全での最大血流速度
TVI	time velocity integral	時間速度積分
V	volume	容積
VC	vena contracta	縮窄流
VSD	ventricular septal defect	心室中隔欠損症

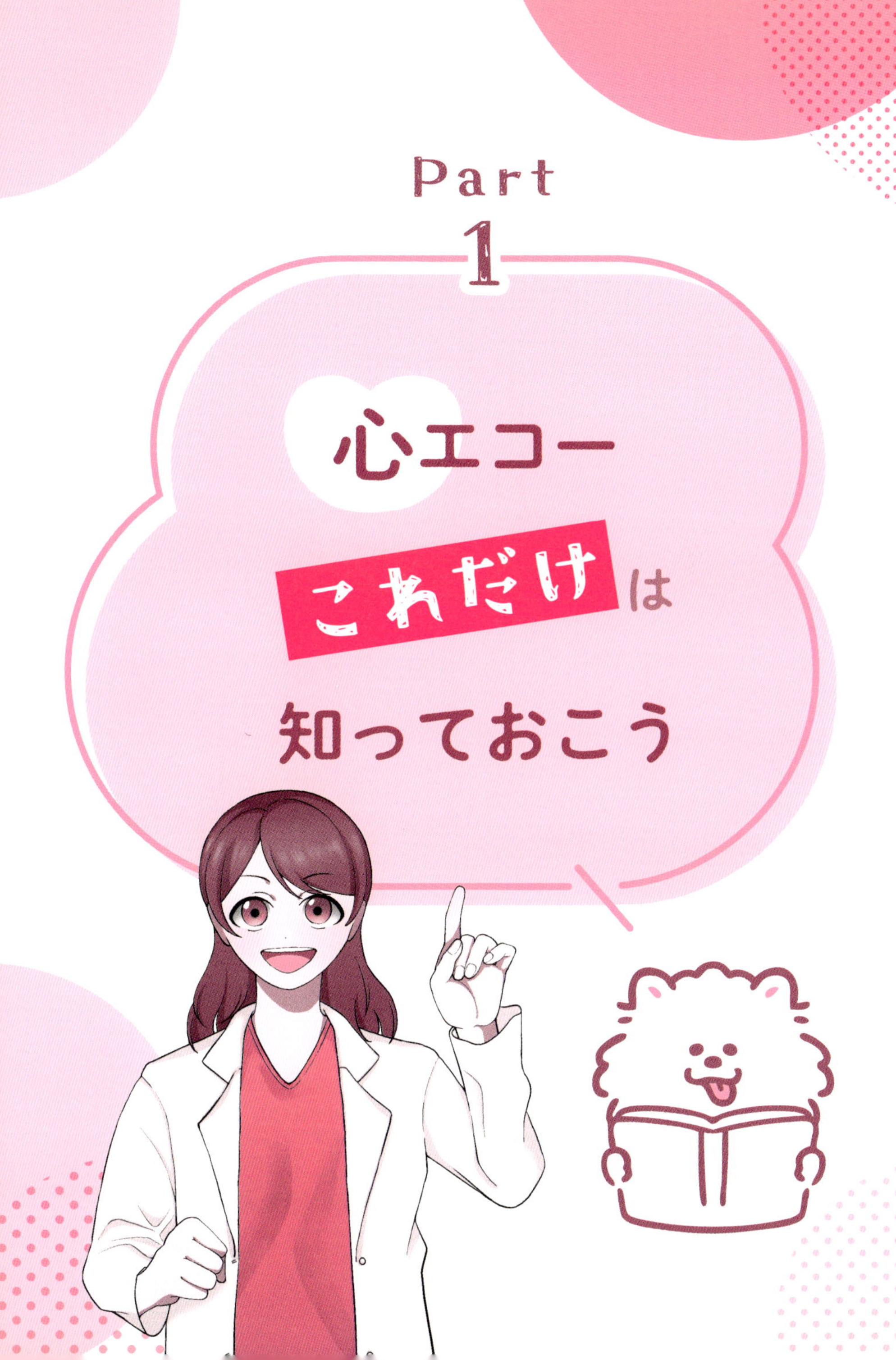
Part
1
心エコー
これだけは
知っておこう

01

本書の目的について

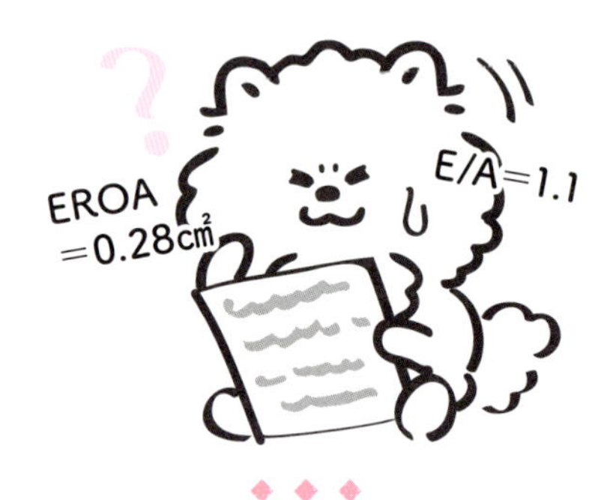

心エコーも超音波検査の一つですが，ほかのエコー法よりもむずかしく，わかりにくいという印象をもたれている方も少なくないように思います．

実際に超音波検査をしている方からは「心エコーはほかの臓器と異なって非常に早い動きを観察しなければならないのでむずかしい」といわれることがあります．

一方で，検査所見をみる側の方にとっては，数値ばかりが並んでいて，それぞれが何を計測しているのか，その数値が病気の診断や病態の評価とどうつながっているのかがわかりにくいということが最大の問題であり，「僧帽弁閉鎖不全症（MR）が2/4というのは何となくわかるのですが，左室流入波形のE/Aが1.1とあっても何を意味しているのか，イメージが湧かない」というのが本音ではないでしょうか．

本書は，心エコー図検査の検査所見に書かれている数値が何を意味しているかを，心エコーを実際に撮らない人にも理解してもらい，できればそのイメージをもってもらうことを目標としています．そしてそれらの数値から心臓の状態がどのようになっているのかを解釈し，評価できるようになってもらえたらと思っています．

Part 1では心エコーについての基礎的な知識を簡単に説明しています．心エコーを実際に撮らなくても，この程度は知っていてほしいことをまとめています．次に心エコー図検査所見のそれぞれの項目が何を意味しているかを検査の目的と併せてPart 2で説明しています．しかし，心エコーを読み解くためには，個々の項目を理解するだけではなく，それらがどのように病態とつながっていくかを，総合的に捉える必要があります．そのために，Part 3は実際の症例に応じて，検査所見全体を読み解くためのケーススタディーとしています．紙幅の関係から十分な症例を紹介できなかったのですが，臨床の現場ではこのように考えているという例として参考にしてください．

本書では，解説に併せて心エコーの画像もできるだけ掲載するようにしました．ただし，これらの画像を読み解くことは必ずしも本書の目的ではありません．こんな画像だというイメージをもってもらえれば十分です．

本書の読者対象としては，看護師の皆さんおよび心エコーを撮らない循環器内科以外の医師（および一部の循環器内科医）を主に考えています．あるいは循環器疾患の患者さんと接する医療現場のすべての職種，さらにはこれから医療の世界に進もうとする学生さんにも役に立つと思います．

筆者のような心エコーを撮る者は，各々の計測が何を示しているのか，それが患者さんの病態とどう関係するのかを考えて撮っています．そして，心エコーから考えた病態が正しく伝わってほしいと願って所見を書いています．ただそのためには，それぞれの数値が何を意味しているのかの知識を，所見を読む側にももっていただく必要があります．心エコーの検査所見は循環系についての情報の宝庫です．検査所見のまとめだけをみられるのではあまりにもったいない．貴重な情報を十分に生かしていただき，よりよい治療につなげてもらえたらとの思いで本書を書きました．その思いが少しでも読者の皆さんに届けばと思っています．

02

心エコーとはどのようなものなのか

ポイント！

ここでは心エコーの種類や基本的なことをまとめてみました．心エコーを実際に撮らない場合には意識する必要はあまりないかもしれません．ただ，大まかにでも知っておけば，実際の検査をイメージできるようになります．まずは心エコーの世界をざっと眺めてみましょう．

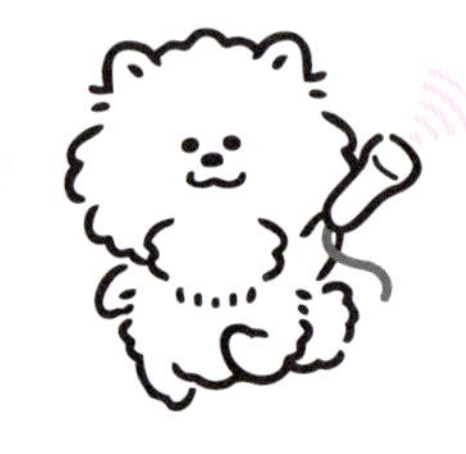

◆◆◆

心エコーとはどのようなもので，何をみているか，医療に関係している方でしたら漠然としたイメージはおもちだと思います（患者さんはそうではありません．「この検査で何がわかるの？」というのは検査が終了したときに最もよく尋ねられる質問の一つです）．ここでは，心エコーは何をみているのかについて，確認の意味も込めてまとめてみたいと思います．まずは，心エコーの撮像モードを整理することから始めます．

心エコーには複数の撮像モードがありますが，大きくは白黒表示で心臓の構造を映し出す「2D エコー」と，心臓内の血流を画像として表示したり血流速度を計測したりする「ドプラエコー」の２つに分かれます．詳細について知る必要性は低いと思いますが，この２つのモードがあることだけは覚えていただけたらと思います．

2D エコー

超音波で心臓の構造とその動きを描出する記録モードです．心臓ではほかの臓器と違って非常に速い動きを観察する必要があるため，ほかの超音波検

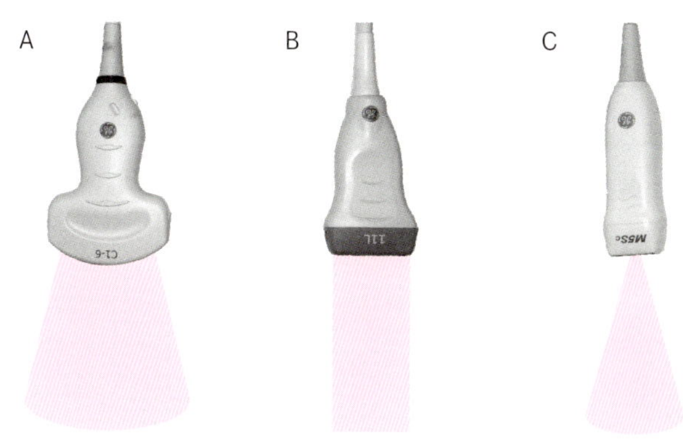

図1 超音波検査のプローブ

A：コンベックスプローブ（腹部エコー用）.
B：リニアプローブ（血管エコー用）.
C：セクタープローブ（心エコー用）.
心エコーではセクタープローブ（C）を使います．超音波は扇状に広がり，心エコーの画像も扇状の範囲で表示されます．
〔GE ヘルスケア・ジャパン株式会社〕

査より時間分解能の高い画像を必要とします．そのため心エコー装置はほかの装置よりも高度な装置になり，超音波プローブもセクタープローブ（図1C）という特殊なものを使います．得られた画像は腹部エコーや血管エコーなどほかのエコー像と異なり扇状の範囲で表示されます．

2D エコーはさらに「断層エコー」と「M モードエコー」に分かれます．

断層エコー

断層エコーは心臓をある断面で切った像を描出し，心臓の動きを広く観察できるとともに，心臓内の各構造の大きさや距離を画像上で計測できます．検査所見で示されている大きさ，距離の数値のほとんどは断層エコーで計測しています．

断層エコーは心臓をある断面でしかみていません．したがって，同じ構造を観察するのに，勝手な断面で観察や計測をしては意味がありません．そのために心エコーの描出には標準的な断面が決められています．

心エコーではプローブを当てる位置は決まっており，主に第3・4肋間の高さで胸骨の左端に当てる「傍胸骨左縁アプローチ」（図2A）と，心尖部（に最も近い胸壁部位）に当てる「心尖部アプローチ」（図2B）があります．

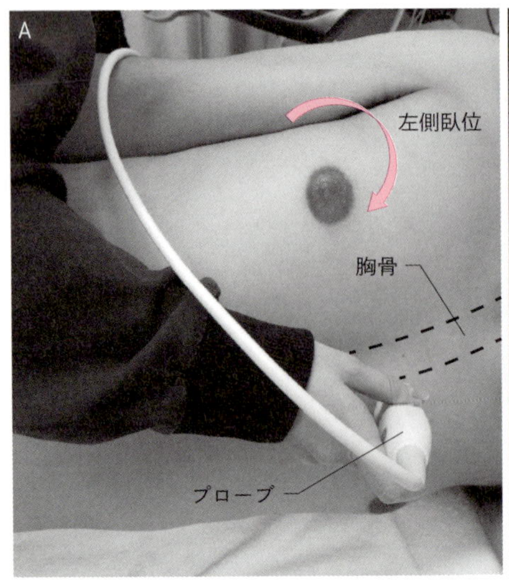

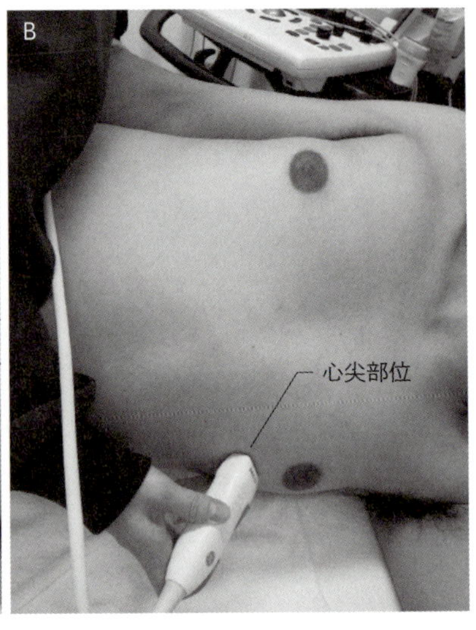

図 2　傍胸骨左縁アプローチと心尖部アプローチ
A：傍胸骨左縁アプローチ.
B：心尖部アプローチ.
心エコーは患者を 45 度の左側臥位にして記録します．プローブは胸部の左縁（A）または左胸の心尖拍動部位（B）に当てます.

それぞれのアプローチから，
・傍胸骨左縁長軸像，傍胸骨左縁短軸像（図 3）
・心尖長軸像，心尖四腔像，心尖二腔像（図 4）
などの画像が得られます．傍胸骨左縁短軸像は左室（LV）を切る高さによって僧帽弁レベル（図 3B）と，乳頭筋レベル（図 3C）に分かれます．各々の断面によって心臓内で観察できる構造が異なります．通常の心エコー図検査では，すべての標準断面を記録します．

参考のために各標準断面の図（図 3，4）を示しますが，検査所見をみるのにこれらを覚える必要はそれほどないかもしれません．検査所見のなかで「心尖四腔像からみると……」などと書かれていることがあり，こんな画像をみているのだとイメージさえしていただければ十分です．ただ局所壁運動異常についての所見は，標準断面に基づいて示されますので，**Part 2-A-09「左室壁運動の評価②」**（p. 48～56）で詳しく説明します.

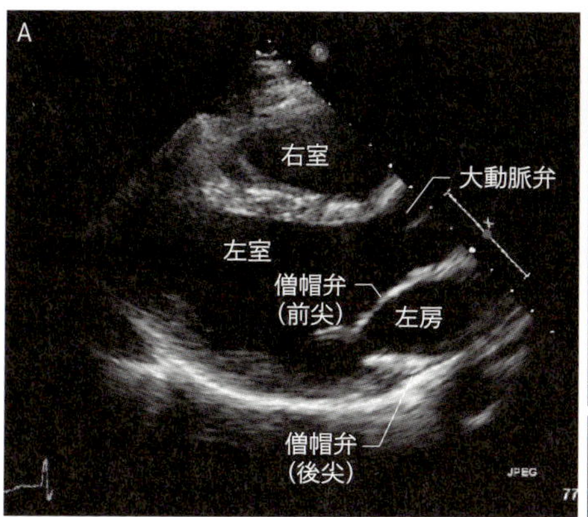

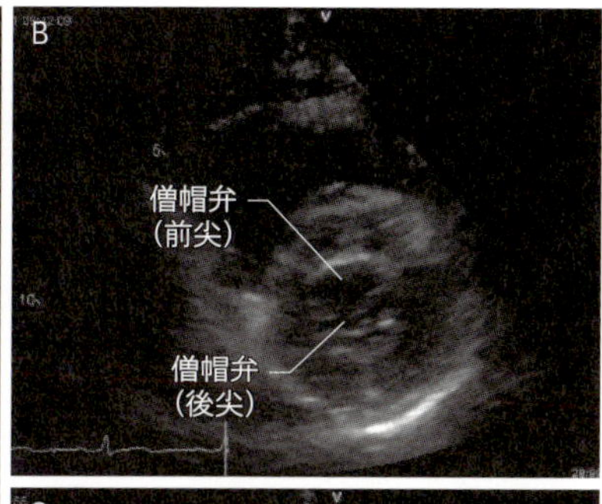

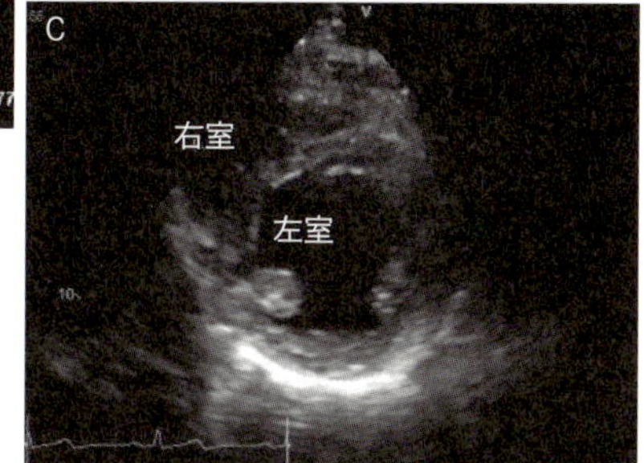

図 3　傍胸骨左縁アプローチの各断面

A：傍胸骨左縁長軸像.

B：傍胸骨左縁短軸像僧帽弁レベル.

C：傍胸骨左縁短軸像乳頭筋レベル.

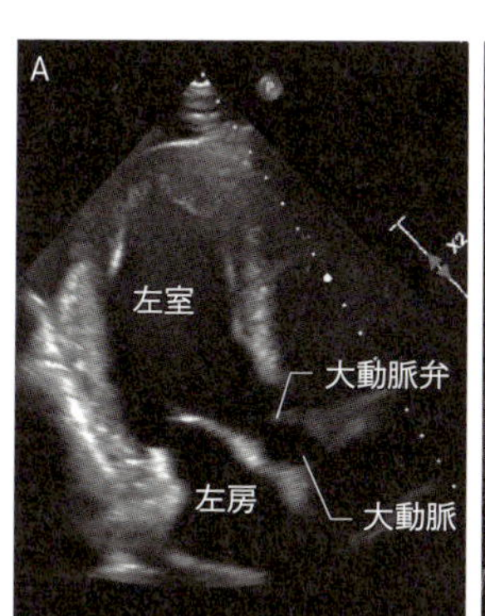

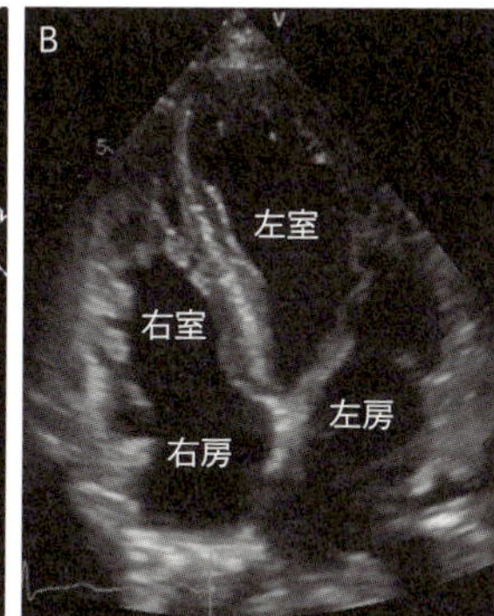

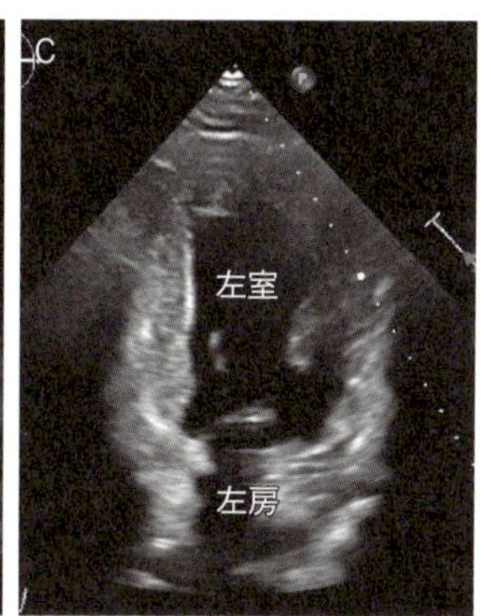

図 4　心尖部アプローチの各断面

A：心尖長軸像.

B：心尖四腔像.

C：心尖二腔像.

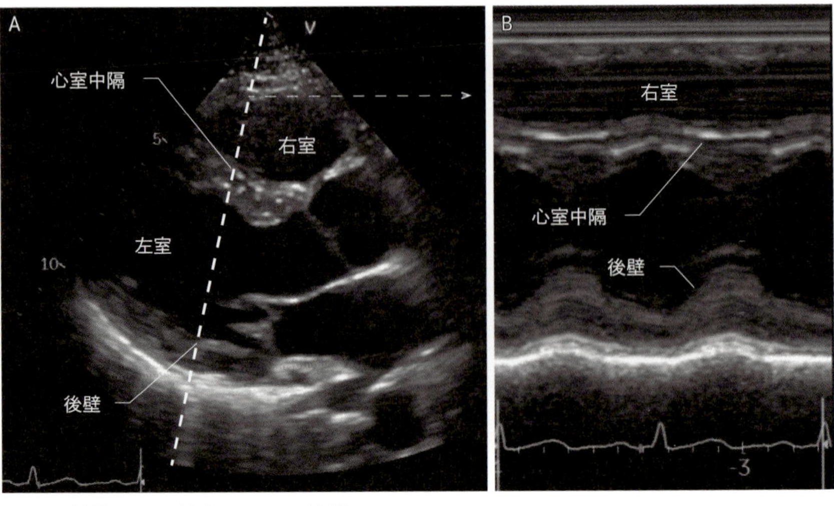

図 5　断層エコー法と M モード 法
A：断層エコー法.
B：M モード法.
断層エコー法（A）上のカーソル部分での断面での各位置の部分の時間的な動きを示したのが M モード法（B）です.

M モード

M モードとはあまり聞きなれない名前ではないかと思います. 断層エコーの扇状の尖端部位からカーソルを引き, その線上にある構造物の動きをスペクトルとして示したものです. 例えば, カーソルを左室を横切るように設定すると, その部位の左室壁の収縮・拡張が図 5B のように表示されます. M モードは速い動きを計測するのに適した方法ですが, 使用目的は限られています.

Column

“ドップラー” と “ドプラ”

一般的には “ドップラー” 現象といいますが, なぜか心エコーの場合だけは “ドプラ” エコーと表記します. もちろん, 英語表記はどちらも “Doppler” であり, そもそも人名です.

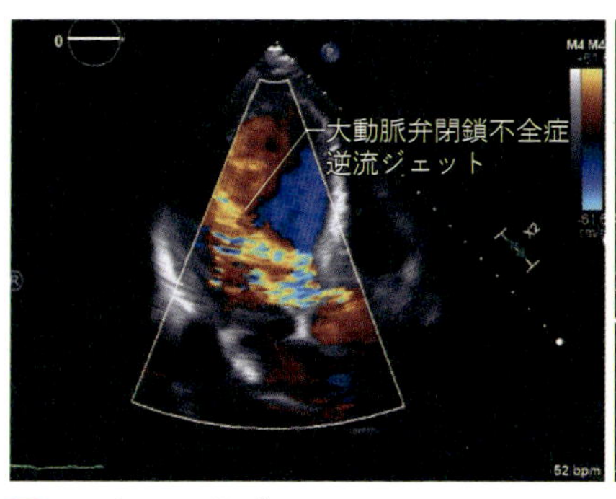

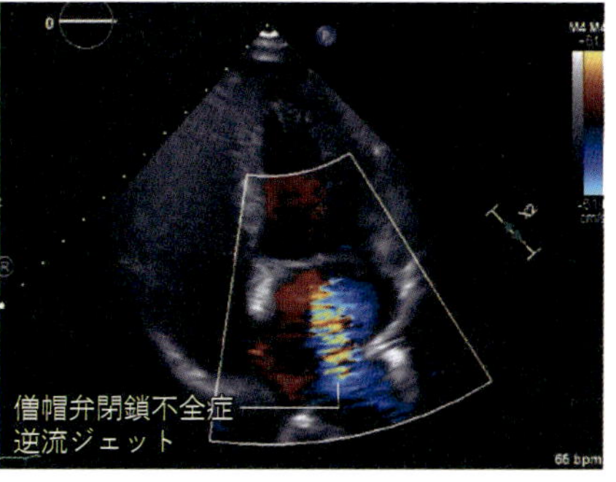

図6 カラードプラ
左室内の血流が表示されます.

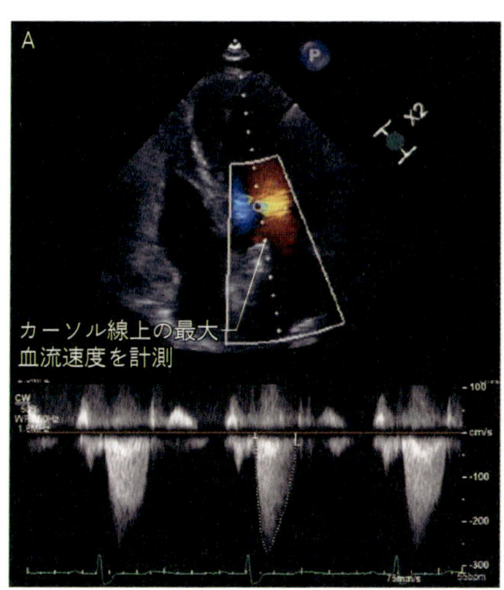

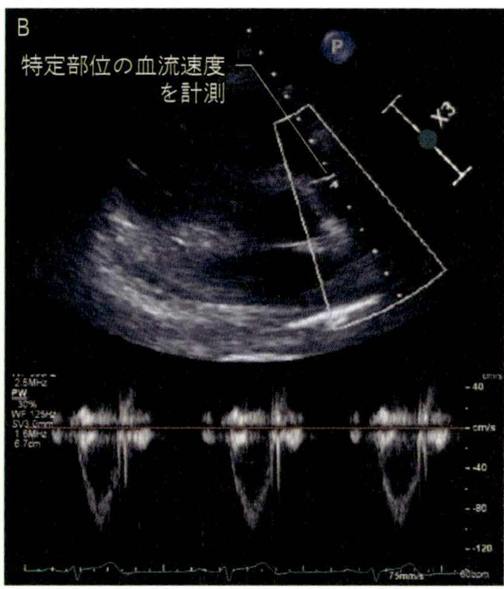

図7 連続波ドプラとパルスドプラ
A：連続波ドプラ.
B：パルスドプラ.
連続波ドプラはカーソルの直線上における最大速度を計測できます．パルスドプラは特定部位の血流速度のみを計測します.

ドプラエコー

ドプラエコーは超音波のドップラー現象（救急車が近づいてくるときはサイレンの音が高く，遠ざかるときには低く聞こえる現象）を使って心臓や血管内の血流の速さを計測し，あるいはそれに基づいて心臓内での血液の流れをカラー表示で可視化する方法です．

ドプラエコーにはカラードプラ，パルスドプラ（PW），連続波ドプラ（CW）の3つがあります．

カラードプラ

カラードプラは断層エコーの上に血液の動きをカラー表示で示したものです．心臓内の血流の広がりや方向をみるのに適していますが，血流速度を正しく計測することはできません（図6）．

パルスドプラと連続波ドプラ

パルスドプラと連続波ドプラは血流の速度を計測する方法です．パルスドプラではある位置における血流速度がわかります．連続波ドプラはMモードと同じように画面に置いた線状カーソル上を通過する血流の最も速い速度を知ることができます．どの位置でいちばん速いかを知ることはできませんが，弁膜を通過する最大の流速を知ることなどができます．パルスドプラと連続波ドプラは血流計測の目的によって使い分けます（図7）．

＊ ＊ ＊

2Dエコーやドプラエコーの各モードと使い分けは検査所見をみるうえではほとんど必要ではありません．特に覚えなくても大丈夫ですが，このような方法があることをイメージとしてもっていただければ，検査所見の意味がよりわかりやすくなる場合もあります．

03

どうして心エコーで圧力がわかるのか

ポイント！

ここでは心エコーの「魔法」の真髄をお話します．前項で，心エコーでは心臓の形や大きさを測ったり，血液の速度が計測できることをお話しました．でも検査所見には大きさや速さ以外に圧力の値が書かれています．心臓の中の圧がわかること，これこそが心エコーの魔法なのですが，実は“$4 \times V_2$”という簡単な「呪文」で求められます．

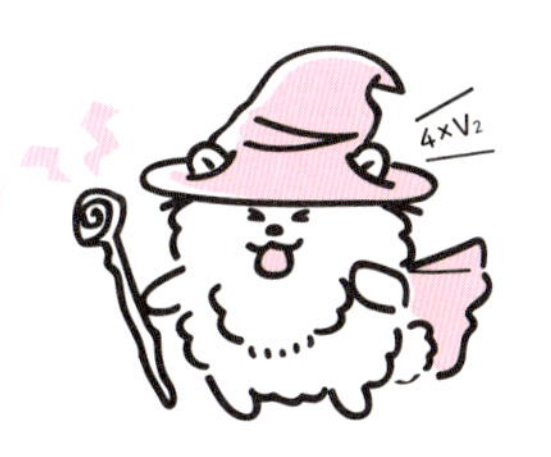

◆◆◆

Part 1-02「心エコーとはどのようなものなのか」（p. 4〜10）にまとめたように，心エコーでは2Dエコーで距離を，ドプラエコーで血流の速度を計測することができます．しかし，心エコーの検査所見ではしばしば圧や圧較差が記されています．どうして心エコーで心臓の中の圧を知ることができるのでしょうか．

心内圧の推定の鍵は「簡易ベルヌーイ式」

実は心エコーではドプラエコーで求めた血流速度から2か所の圧力の差（圧較差）を「推定」しています．その鍵となるのが「簡易ベルヌーイ式」という公式です．地点1から地点2へ血液が流れるときに，この2点の血流速度をそれぞれV_1，V_2とすると，両地点の間の圧力の較差は，

圧較差$\Delta P = 4 \times (V_2^2 - V_1^2)$

となります．この式を使うと速度から圧力差が推定できます．

また，地点2の圧力に比べて地点1の圧力が小さいときはV_1は無視でき

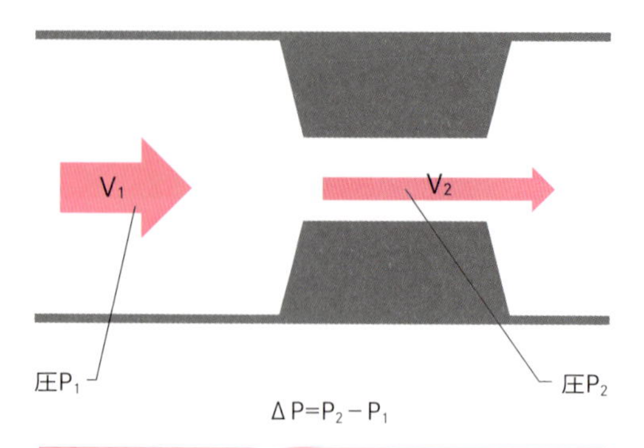

図1　簡易ベルヌーイ式
ドプラエコーで心臓内血流の速度を測れば，心内での圧がわかります．

るので，圧較差は $4\times V_2^2$ として求められることになります（図1）．

このようにドプラエコーでの血流速度から簡易ベルヌーイ式で求めた値が検査所見に記された圧の値なのです．ちなみに，その簡便さと用途の広さから簡易ベルヌーイ式を心エコーにおける最大の式とよぶ人もいます．

04

心エコーの限界

ポイント！

本書の初めで，いきなりこんな話をするのも何だかなと思うのですが，心エコーは万能の方法ではなく，計測誤差などが必ずつきまといます．しかし，世の中のすべての検査には誤差や限界があります．特に，心エコーが信用できないわけではなく，むしろ精度の高い部類に入ります．問題点を知っておけば検査所見の数字に振り回されることもなくなると思い，あえて限界をお話します．

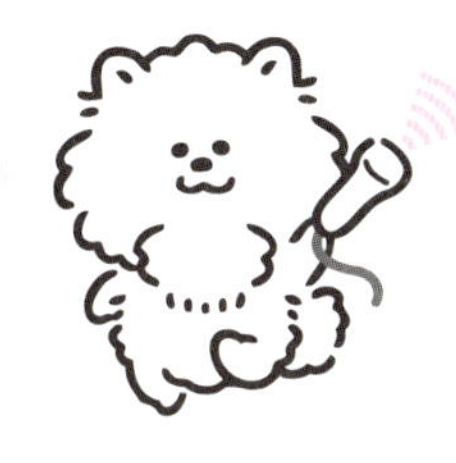

心エコー図検査には誤差がある

Part 1-02「心エコーとはどのようなものなのか」（p. 4～10）および Part 1-03「どうして心エコーで圧力がわかるのか」（p. 11～12）では，心エコーについて検査所見をみるうえで必要最低限の知識を説明しました．ここで一つ大事なことを説明しておきたいと思います．それは「心エコー図検査には誤差がある」ということです．

自分で検査をせずに検査所見だけをみていると，記された数値は絶対的なものだと考えてしまいます．しかし，実際にはその値のなかには不正確なものが含まれている可能性があります．

心エコー図検査に誤差が生じる原因としては次のようなものが考えられます．

記録した画像が不鮮明な場合

患者さんの体格などが原因で鮮明な心エコー画像がどうしても描出できないことはよくあります．特に，高度の肥満ややせ型では描出がむずかしい方が少なくありません．不鮮明な画像では計測値も不正確な可能性があります．

正しい方法で計測されない

正しい計測のためには，**Part 1-02「心エコーとはどのようなものなのか」**（p. 4〜10）で述べた標準断面を正しく描出したり，ドプラエコーでは超音波の向きが血流が正しく計測できる方向になければなりません．心エコーを記録する側は，常に気をつけて計測しているのですが，患者さんの体格などにより正確な描出ができないことも少なくありません

主観的要素

ほとんどの計測は自動化されておらず，検査の担当者がマニュアルで計測しています．そのために個人差が生じる可能性は否定できません．

＊　＊　＊

上記以外にもいろいろな原因で計測値に誤差が含まれたり，いくつかの指標の間に矛盾が生じたりすることがあります．もちろん検査値を信じるなというわけではなく，ほとんどの検査値は信頼に足るものです．ですが，心エコーの結果が現実の病態やほかの検査所見と一致しない場合などでは，計測誤差が関係しているかもしれないことは覚えておいてもよいでしょう．

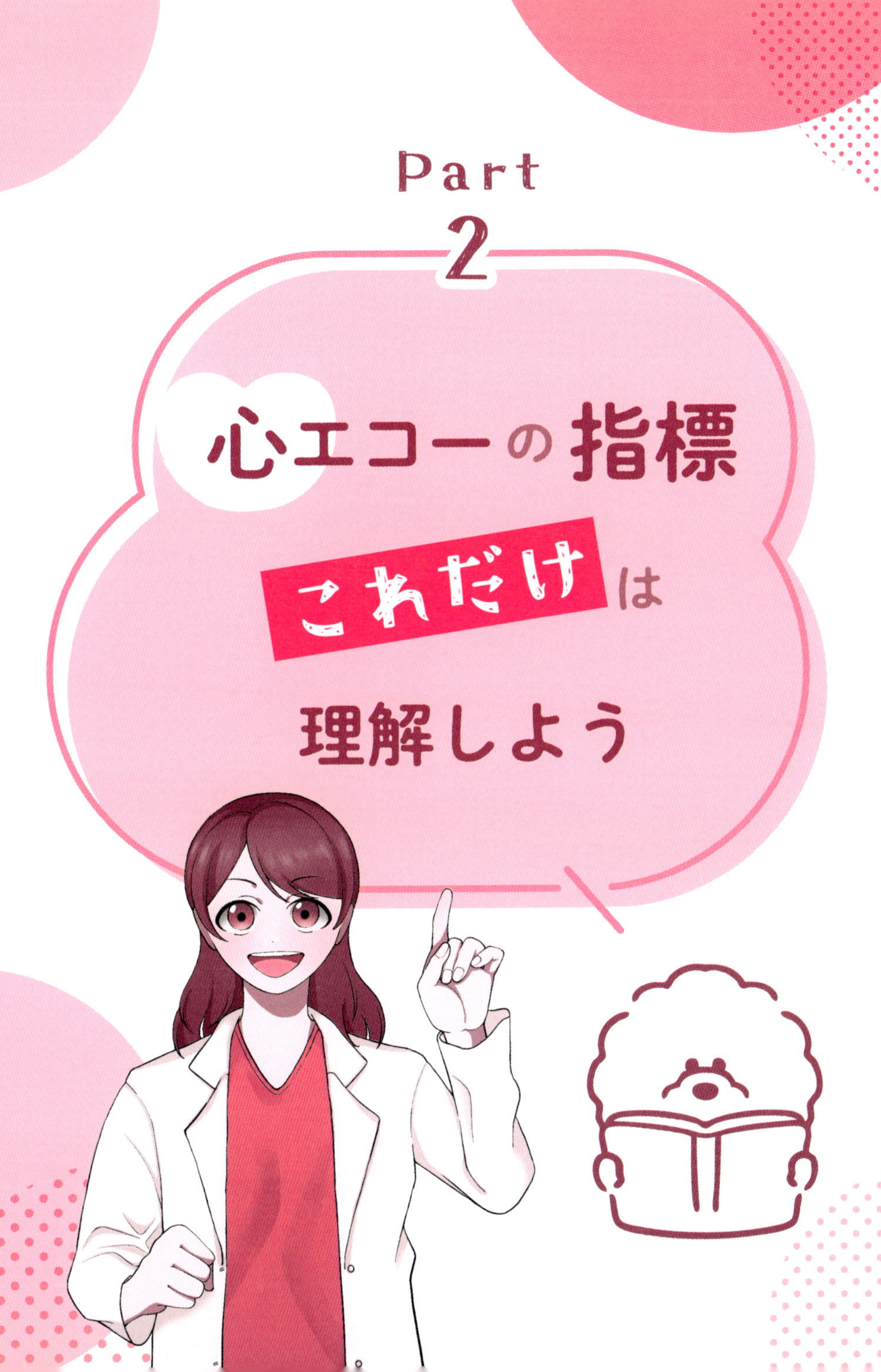
Part
2
心エコーの指標
これだけは
理解しよう

01

心エコーの検査所見について

ポイント！

いよいよ心エコーの検査所見の読み方をみていきましょう．でも，皆さんがみる心エコーの検査所見には，統一された様式がないのです．書き方もデータの並べ方も施設によってまちまちです．大切なことは，必要なデータがどれで，それをどう「解釈」するかということです．本書ではこの「解釈」ができるようになることを目指します．

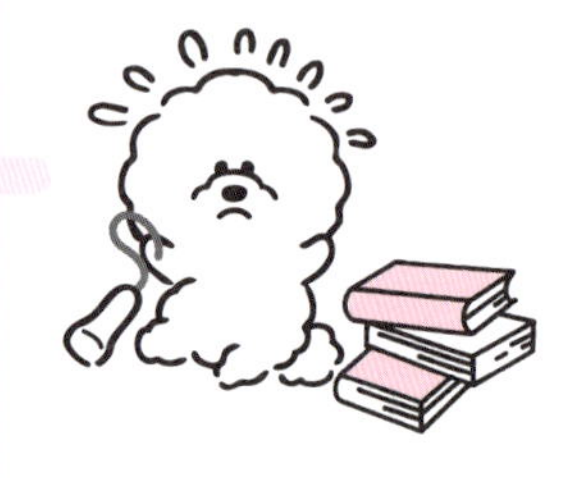

検査所見の書式について

Part 2では，心エコーの検査所見に記されている各項目の数値について解説していきます．ただし，心エコーの所見の書き方は各施設によって異なります．書式が違うだけではなく，計測している項目の数にも多い，少ないがあります．本書では，一般に計測されている基本的な項目について解説しますが，施設によっては計測していない項目もあるかもしれません．また，項目として書式には記載されていても，やや特殊な計測項目については必要な症例に限定して計測しているかもしれません（限られた検査時間では，すべての患者さんにすべての項目を計測することは不可能です）．症例ごとに計測していない項目がある場合は，計測されていない症例では必要性が低いと判断されたとみてよいでしょう．ただし，本書に取り上げた項目が皆さんの施設での計測項目になく，でも，「臨床的には必要性が高い」と思えば，エコー検査室のソノグラファーや医師に交渉してみましょう．ソノグラファーには技術向上に熱心な方が多く，臨床現場からの要望があれば対応してくれることも少なくありません．

計測方法についての問題点

同じ名前の計測項目であっても，複数の計測方法がある場合があります．ほとんどの項目では違う計測方法を使っても計測した値には差は小さいが，少なくともそれぞれの間に相関関係があります（ときどきそうではないこともありますが）．しかし，相関関係があっても，計測値に差があると診断にも差が生じてしまいます．ガイドラインなどに記載されている診断基準は，ある特定の方法による計測値によるものであり，計測方法が異なった場合には基準値が適応できるかどうかもわかりません．計測方法については施設ごとに決まっているはずですが，検査所見にはそこまで記載されていることはまれです．

さらには，同じ計測方法であっても，施設ごと，あるいは検者ごとの“クセ”がありえます．心エコーはある断面の画像上で計測を行いますが，どの断面において，どの位置で計測するかについてはガイドラインで決められています．ですが，日本の学会による心エコーのガイドラインは限られており，多くの部分で欧米のガイドラインに準拠しているというのが実情です．欧米のガイドラインで述べられている計測方法には，日本国内で一般に行われている方法とは必ずしも一致しないことがあります．そうなると欧米のガイドラインに準拠した施設での計測値と，そうではない一般に行われている施設での計測値が一致しないということにもなりかねません．さらに，欧米人のためのガイドラインの基準値をそのまま日本人に適用できるかという問題もあります．

このように問題点をあげていくと，心エコーの検査所見そのものを信頼してよいのかということにもなりかねません．ただ各施設のスタッフはできる範囲内で計測精度を上げ，できるだけ標準に近い方法で評価するように努力しています．ある程度の誤差があることは仕方がないと思っていただき，各施設の基準・考え方のなかで検査所見を読んでいただければよいと思います．そのなかで，これはおかしいと思うようなことがあれば，遠慮せずにエコー検査室のスタッフに相談してみてください．問題点を発見し，フィードバックしていくことが施設全体の診断技術を向上させる最良の方法です．

解釈の部分にも大事な情報がある

Part 2 では所見のなかの検査項目の数値の意味を説明していきます．実際の所見では数値の羅列のみではなく，結果から得られる病態についての解釈が文章として記載されています．しかし，忙しい臨床の現場では解釈部分にはあまり目を通さず，サマリーのみをみて判断しがちです（かくいう筆者も外来で所見をみるときには内容まで十分読んでいるとは限らないと，反省しています）．しかし，これらの解釈部分はソノグラファーが所見を読む人にわかってほしいという願いを込めて書いています．ぜひサマリーだけではなく病態の説明部分も読んであげてください．そこには必ず大事な情報が含まれているはずです．

＊ ＊ ＊

前述したように，心エコーの書式は各施設によって全く異なります．本書では，筆者の施設の書式を基に説明していきます．そのため，ご施設の所見と異なるところが多く読みにくく感じられるかもしれません．本書で説明しているそれぞれの項目が，ご施設の書式のどの項目にあたるかを確認しながら読み進めてください．

02

左室径（拡張末期・収縮末期）

ポイント！

心エコーのデータを読むときに，最初にみるべきは左室の大きさです．心臓という３次元の物体の大きさを２次元の心エコーで知るためには，まずはその径を計測します．基本的で簡単な指標ですが，驚くべき情報量を秘めたスゴい指標なのです．

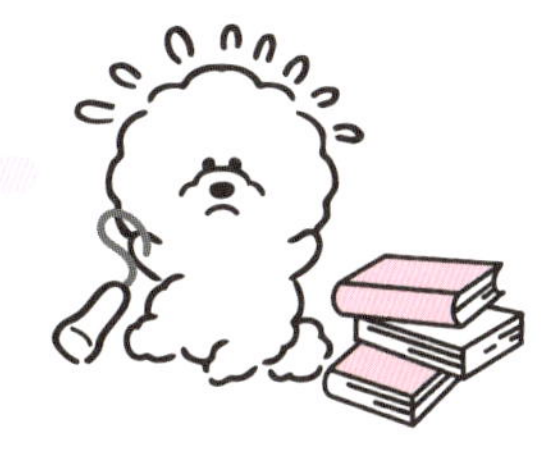

◆◆◆

心エコーの目的の一つは左室（LV）の収縮能を評価することです．その基本となるのが左室径（拡張末期，収縮末期）と左室駆出率（EF）です．

左室径の計測方法と正常値

左室径は，拡張期の終わり（拡張末期）で左室径が最大になった時点と，収縮期の終わり（収縮末期）で左室径が最小になった時点で計測します．拡張末期は心電図の QRS 波の時相に合わせて計測しますが，収縮末期は心エコーで径が最小の時相で計測します（図 1）．

心エコーでは，左室径は一般に 2D エコーで計測し，所見には拡張末期径，収縮末期径が示されます．日本人の正常値は，拡張末期径が男性 4.8 ± 0.4 cm，女性 4.4 ± 0.3 cm，収縮末期径が男性 3.0 ± 0.4 cm，女性 2.8 ± 0.3 cm と考えられています．この値から，拡張末期径が男性で 5.6 cm，女性で 5.3 cm を超えると左室径が大きいといえます．目安としては，男女ともに拡張末期径 5.5 cm を拡大の基準としてよいでしょう．

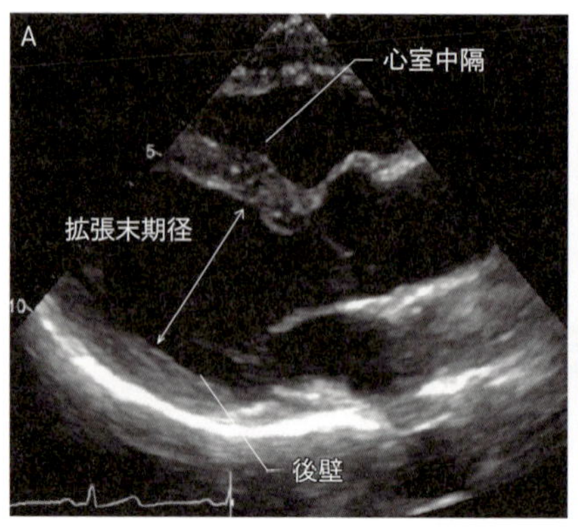

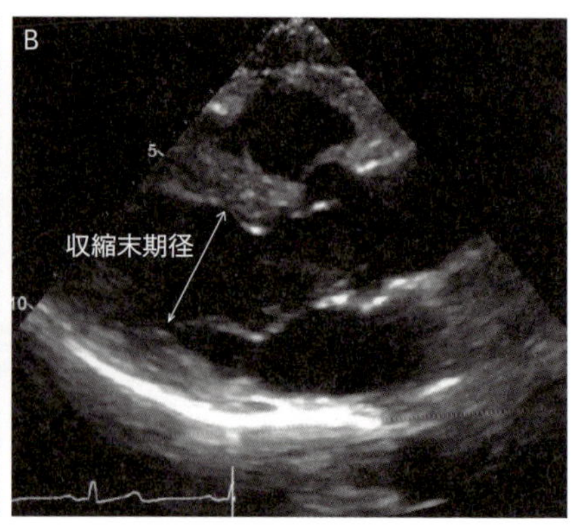

図1　心エコーでの左室径の計測法
A：拡張末期.
B：収縮末期.
拡張末期，収縮末期で左室の径を計測し，そこから左室駆出率を計算します.

左室リモデリング

心不全などで左心の収縮能が低下している場合，左室は拡大し，左室径は大きくなります(左室リモデリング)．心不全の心エコー検査所見で左室径(拡張末期径・収縮末期径) が拡大している場合は収縮能低下による心拡大の可能性を考えます（胸部X線の左3，4弓拡大に相当します).

左室リモデリングは「**Part 2-A-05「左室壁厚と左室肥大」**(P. 30～33) で述べるように，心拍出量（CO）を維持するための代償的な変化でもあるのですが，左室壁へのストレスが増えるため，長期的には心不全の予後を増悪させます．同じ心不全症例の経過を心エコーでみている間に，左室径が拡大してきた場合は心機能が低下してきた可能性を考えます．逆に，治療によって左室径が小さくなった場合は，心機能は改善したと考えます（左室の逆リモデリング)．特に，収縮末期径の縮小は予後の改善にもつながります．心不全の心エコーをみるときには，左室径がどのように変化してきたかについて注目します．ただし左室径の計測にも誤差が生じる可能性があるので，小さな変化では心機能の変化があったとは必ずしもいえません.

03

左室駆出率

ポイント！

左室径とともにまずみるべき値は左室駆出率です．左室駆出率は循環器学の基本となる値であり，これがなければ循環器の診療は成り立ちません．いろいろな限界も指摘されていますが，心機能を考えるときの中心であることは否定できません．心エコーでの左室駆出率の計測にはいくつかの方法もあり，その特徴を知っておくことは臨床診断に大いに役立ちます．実際の例もみながら，その解釈を学びましょう．

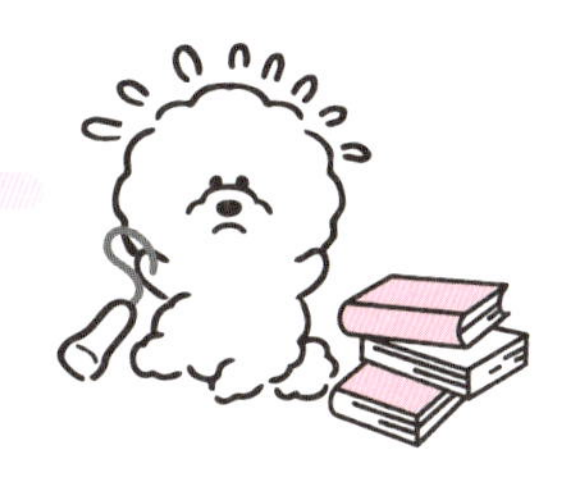

◆◆◆

左室（LV）の収縮能の指標として最もよく使われるのが左室駆出率（EF）です．心エコーの指標としても最も重要なものの一つです．

左室駆出率とは

拡張末期の左室最大容積と収縮末期の左室最小容積の差が，1心拍の心臓からの血液拍出量（1回心拍出量〈SV〉）となります．心エコーでは左室の拡張末期容積（LVEDV）と収縮末期容積（LVESV）を求めれば1回心拍出量が求められます．1回心拍出量に心拍数を掛けると心拍出量（CO）になります．

1回心拍出量は循環機能の基本的な指標ですが，収縮能の指標としては，心臓の大きさに関係するという問題があります．大きな心臓では収縮の出発点となる左室拡張末期容積が大きいため，少しの心筋収縮でも比較的大きな

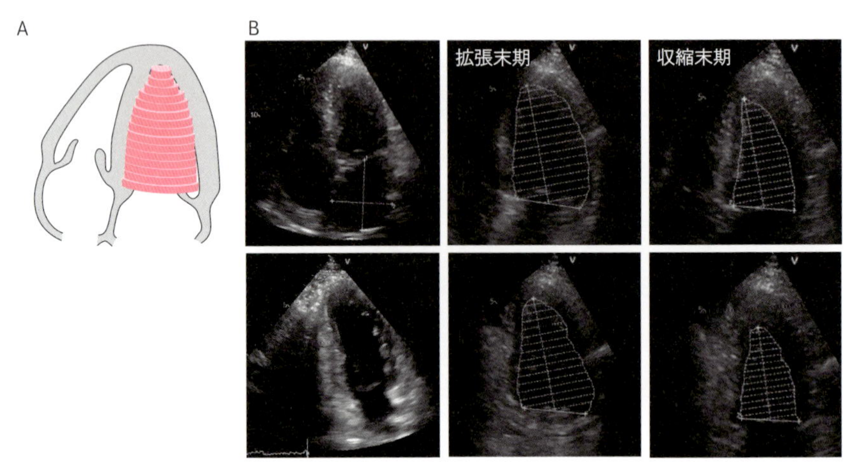

図1　Simpson 法による左室駆出率の算出

A：Simpson 法の原理(disk summation 法). 左室内腔を小さな円柱の積み重ねで近似し，その体積の総和を左室容積として求めます.

B：拡張末期，収縮末期に心尖四腔像（上）・二腔像（下）の内腔をトレースすることでSimpson法による左室容積が求められ，左室駆出率が計算されます.

1回心拍出量 を得ることができます．小さな心臓では出発点となる左室拡張末期容積が小さいため，心筋収縮の割に大きな1回心拍出量が得られません．そこで，1回心拍出量［左室拡張末期容積－左室収縮末期容積］を左室拡張末期容積で割ると心臓の大きさに関係しない収縮能の指標となります．これが左室駆出率です．

左室駆出率の求め方

Teichholz 法と Simpson 法

心エコーで左室容積や左室駆出率を求めるには，左室径から求める方法(Teichholz 法）と，心尖像で左室内腔をトレースして求める方法があります．後者はSimpson 法とよばれる方法です（仮想のディスクを重ね合わせて左室容積を推定するので disk summation 法ともよばれます）．左室径から求める方法は，左室の局所壁運動異常がある症例では不正確になるなど問題が多く，より正しく計測するには Simpson 法が推奨されます．検査所見によっては2つの方法による左室駆出率が記載されていることがありますが，そのときは Simpson 法の値を採用します．左室駆出率は50％以上を正常とします（図 1）.

Teichholz 法と Simpson 法の使い分け

左室駆出率は Simpson 法で計測するのが基本ですが，少し手間がかかるため，あまり問題のない症例では左室径から Teichholz 法で求め，心機能の悪い症例などでは Simpson 法を使う施設も多くあります．検査所見にはどちらの方法かの記載がないこともあるので，ご自身の施設でどのようにしているのか，検査所見での記載を含めて確認しておくとよいでしょう．また，本来の Simpson 法は 2 つの断面から求めるのですが，1 断面（心尖四腔像のみ）からのみで計測している場合があります．局所壁運動異常のある場合などでは 1 断面からのみの計測では不正確な可能性もありますので，2 断面で計測しているかどうかも確認しておくことが望ましいでしょう．

「目視法」での左室駆出率

ある程度心エコーに習熟してくると，動画像をみただけで，直感的に左室駆出率がほぼわかるようになります．熟練した検者による直感での値は Simpson 法での値に近いことがわかっており，計測値としても認められています．もし検査所見の左室駆出率に「目視法」や「eye-ball」などの記載があればそのような方法で計測したことを示しています．検者の技量がしっかりしていたら信用してよいと思います．目視法では「左室駆出率 50〜55%」のように 5% きざみまたは 10% きざみで表記します．

左室内径短縮率

左室駆出率を左室径から求める Teichholz 法は，左室の形態についての仮定に基づいた数学的なモデルが使われていますが，その仮定が成り立たない症例も少なくありません．そのような仮定を使わない心収縮能の評価として左室内径短縮率（FS）という方法があります．これは左室容積ではなく左室径の収縮による変化を，左室駆出率同様に拡張末期の径で標準化した方法で，左室拡張末期径（LVDd）と左室収縮末期径（LVDs）の差を左室拡張末期径で割り，パーセントで表示したものです．いわば，「左室駆出率の容積を径に代えたもの」です．心エコー所見では左室径と並べて左室内径短縮率が記載されていることが多いです．この方法も左室の局所壁運動異常がある場合などでは正確な収縮能の指標とはならず，参考程度にみることが多い目安です．正常値は 28 % 以上とされます．

＊ ＊ ＊

左室駆出率は左室収縮能のいちばん重要な指標です．しかし，Simpson法で求めても収縮能の指標としては欠点があることがよく知られています．そのため，最近では心筋ストレインなどの新しい指標も使われています．

実際の検査所見をみてみましょう

- 心筋症が疑われる症例で心室中隔のみに壁運動異常を認めますが，それ以外の部分の収縮は良好に保たれています．“Dimension”（表1左）の項では左室拡張末期径LVDd，左室収縮末期径LVDsを示し，Teichholz法で計算された左室駆出率EFが示されています．この方法では，心室中隔の収縮低下が大きく作用し左室駆出率は36％と低い値となっています．
- “LV volume”（表1右）ではSimpson法で求めた左室容積（左室拡張末期容積EDV，左室収縮末期容積ESV）および左室駆出率EFが示されています．2断面から左室全体の容積を推定するSimpson法では心室中隔の壁運動の低下の影響は左室の一部にとどまるため，左室駆出率は62％と正常範囲内に保たれています．
- このように2つの方法での左室駆出率は大きく異なります．左室径から求める方法は壁運動異常がない場合ではSimpson法での値と比較的近い値を示しますが，局所壁運動異常がある例では不正確です．左室径は心機能の評価の重要な指標ですが，左室駆出率についてはできるだけSimpson法での計測を用います．

表1　心エコー図検査所見

Dimension		LV volume	
LVDd	51 mm	EDV	91.7 mL
LVDs	43 mm	ESV	34.6 mL
IVST	7 mm	EF	62 %
PWT	7 mm		
EF	36 %		
FS	17 %		

LVDd：左室拡張末期径，LVDs：左室収縮末期径，IVST：心室中隔壁厚，PWT：左室後壁壁厚，EF：左室駆出率，FS：左室内径短縮率，EDV：拡張末期容積，ESV：収縮末期容積．

Column

左室容積と左室駆出率の関係

心臓から１回の収縮で拍出される血液量は拡張末期の左室容積と収縮末期の左室容積の差になります．収縮能が低下しても左室が拡大すると心拍出量は保たれるため，１回心拍出量は収縮能の指標には不十分です．１回心拍出量を拡張末期容積（EDV）で標準化した左室駆出率は左室の大きさの影響が小さい収縮能指標とされます（図２）．

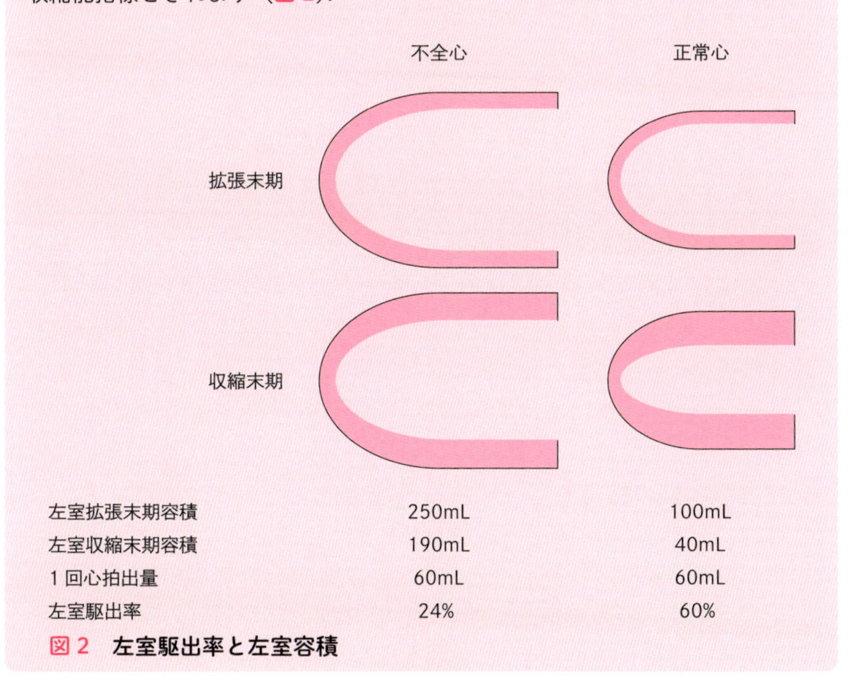

	不全心	正常心
左室拡張末期容積	250mL	100mL
左室収縮末期容積	190mL	40mL
1 回心拍出量	60mL	60mL
左室駆出率	24%	60%

図２　**左室駆出率と左室容積**

04

新しい収縮能指標—左室長軸ストレイン

ポイント！

左室長軸ストレインは左室の収縮を評価する新しい指標です．新しいといっても20年あまり前から使われ，収縮指標として左室駆出率よりも優秀であることは証明されています．計測に専用アプリが必要であるなどの理由で普及の歩みはゆっくりでしたが，装置の進化もあって着実に広まっています．まだ施設で計測が導入されていなくても，今後を考えてぜひ学んでおきましょう．

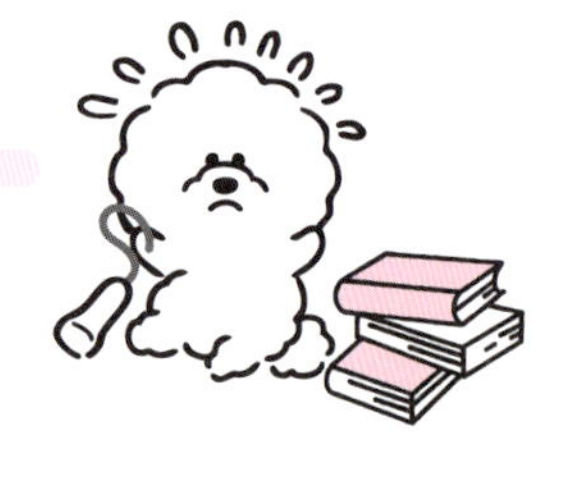

左室長軸方向ストレインとは

左室収縮能の指標として注目されているのが2Dスペックルトラッキング法による左室長軸方向ストレインです．2Dスペックルトラッキング法とは断層エコーの画像で心筋内に認める高輝度部位（スペックル）を自動追跡し，収縮・拡張における心筋の各部位の移動を計測して心臓の収縮能を評価する方法です．心筋の収縮は2点間の距離の変化を初期（拡張末期）の距離で割ったストレインとして評価します（図1）．

✔ 左室収縮能の指標としての左室長軸方向ストレイン

断層エコーでは心臓の動きを左室内腔方向への動きとしてみていますが，実際の心臓の収縮は3次元的に複雑な動きをしています．2Dスペックルトラッキング法は心臓の立体的な動きを心尖方向，円周方向，内腔方向への3つに分解して評価します．特に，心尖方向（長軸方向）へのストレインは眼

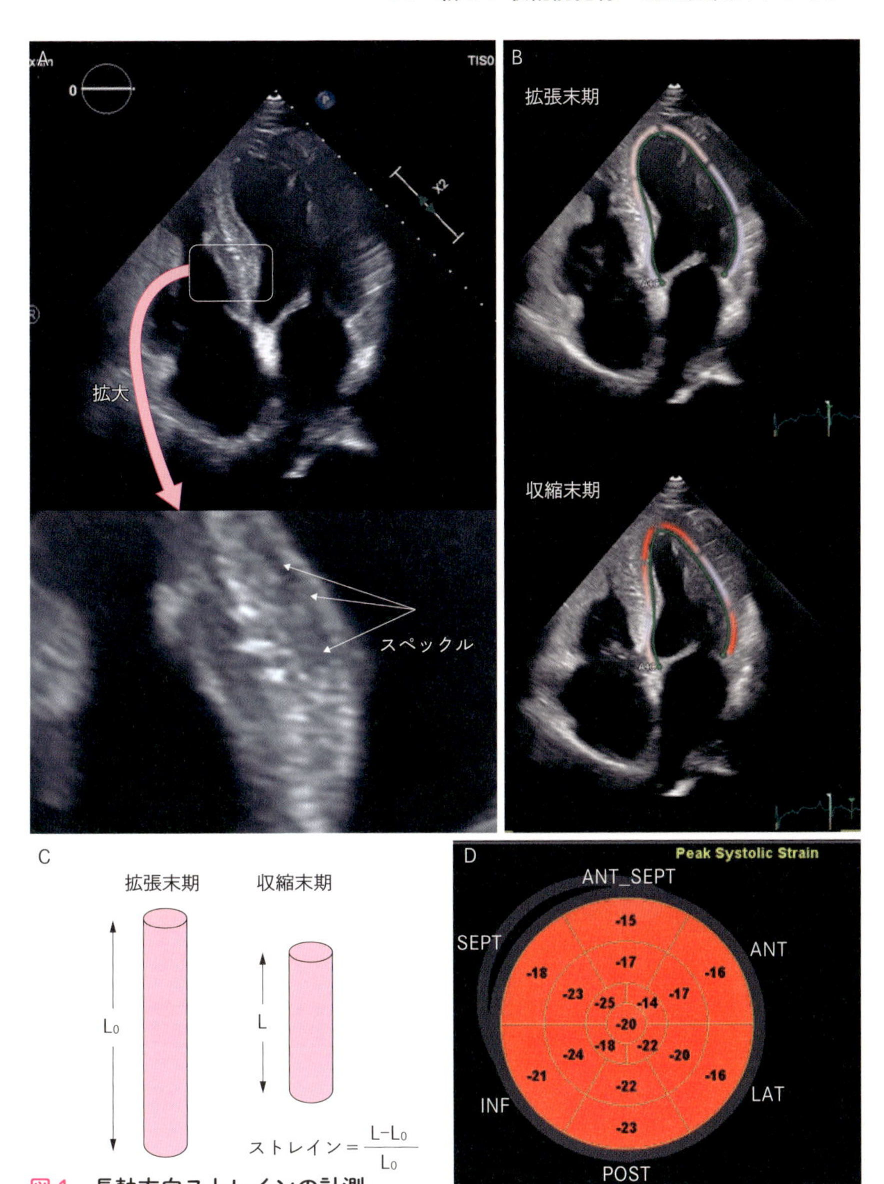

図 1　長軸方向ストレインの計測

心エコーで心筋内に認める輝点（スペックル，A 下）を自動追跡することで心筋各部位の動きを追跡します（B）．2 点間の距離が心収縮に伴い L_0 から L に短縮したとすると心筋ストレインは（$L-L_0$）/L_0 で求められます（C）．長軸方向のストレイン L_0>L のため負の値になります．各領域のストレインは bull's eye で表示され（D），全領域の平均が左室長軸ストレインとして求められます．

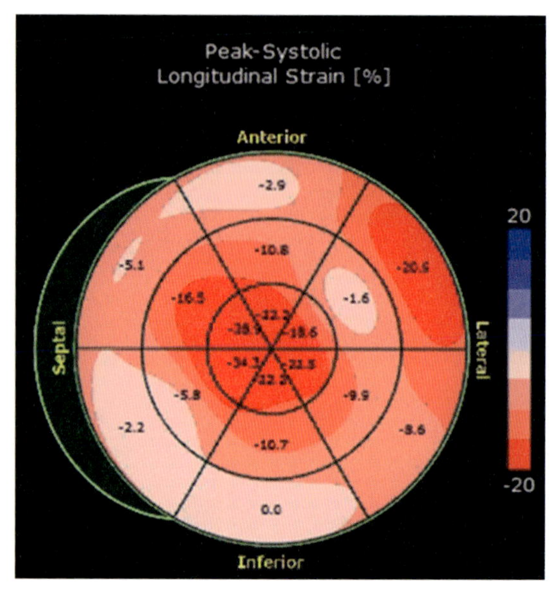

図2　心アミロイドにおける apical sparing

長軸方向へのストレインの大きさは暖色系の濃さで表示されます．心アミロイドでは，左室全体のストレインは低下していますが，心尖部（円の中心部）のストレインが保たれています（apical sparing）.

でみた心筋の収縮よりも敏感に心筋収縮力の変化を反映します．心筋各部位の長軸方向ストレインの平均値が左室長軸ストレイン（GLS）です．左室長軸ストレインは左室駆出率（EF）よりも鋭敏に左室（LV）の収縮能を評価する指標です.

専用のアプリケーションが必要などの理由などで，まだ左室駆出率ほど普及してはいませんが，検査所見に記載される機会は確実に増えています.

左室長軸ストレインは原理的に負の値（%）で示され，正常値は－20％です．－16％よりも（絶対値が）小さい場合は左室収縮能低下と考えます．施設によってはマイナス（－）を外して正の値として表示していることもあります.

左室長軸方向ストレインの有用性

左室長軸ストレインはいくつかの場面で特に有用です．例えば，抗がん薬による心筋障害を左室駆出率より速く検知することができます．日本心エコー図学会のガイドライン「抗がん剤治療関連心筋障害の診療における心エコー図検査の手引」[1)] では,「左室長軸ストレインがベースラインと比較し相対的に 15 % 以上低下したときに,たとえ有意な左室駆出率の低下を認めなくても,抗腫瘍薬による心毒性（潜在性の左室心筋障害があり）が始まっていると判断」するとし,また,「左室長軸ストレインのベースラインと比較した相対的低下が 8 % 未満であれば,抗腫瘍薬投与による心毒性は認めない（潜在性の左室心筋障害はなし）と判断」するとしています.

スペックルトラッキング法では左室長軸ストレインとともに心臓各領域（17 分画）の長軸方向ストレインを bull's eye として表示します.心アミロイドーシスでは左室長軸ストレインは低下していても心尖部領域の長軸方向ストレインが保たれる現象が(relative)apical sparing として知られています.apical sparing は心アミロイドーシスを示唆する重要な所見であり,臨床の所見でも報告される機会が増えています（図 2).

文献

1） 日本心エコー図学会ガイドライン委員会（編）：抗がん剤治療関連心筋障害の診療における心エコー図検査の手引，第 2 版．日本心エコー図学会，2020
http://www.jse.gr.jp/contents/guideline/data/guideline_onco2020-10_ver2.pdf（最終閲覧日 2024 年 10 月 24 日）

05

左室壁厚と左室肥大

ポイント！
左室肥大はよく聞く病名ですが，やや濫用され気味でもあります．心電図と異なり，心エコーは左室壁の筋肉の厚みを直接計測できるので，正確な指標となります．ただ左室肥大の正しい定義を知っておかないと正しい診断ができません．ここでは心エコーの数値から左室肥大を正しく診断することを学びましょう．

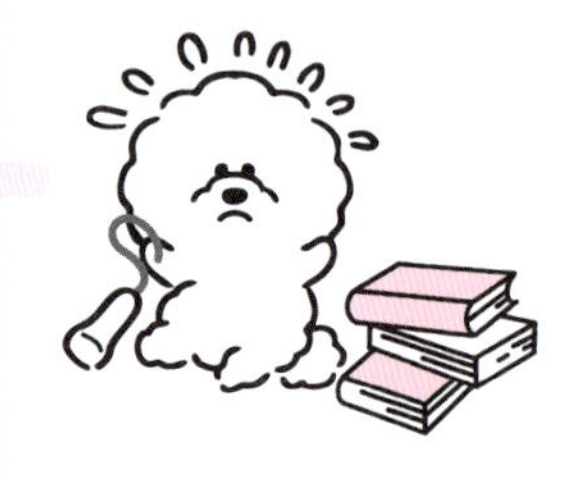

◆◆◆

左室壁厚と左室肥大との関係

心エコー図の検査所見で左室（LV）の項には左室径，左室駆出率（EF）と並んで心室中隔と左室後壁の壁厚が記載されています．一般に，左壁壁厚が13 mm以上であれば左室肥大といえます．ただし，後述するように13 mm未満でも左室肥大が存在する場合もあります．

正常の心臓や高血圧心などでは心室中隔と後壁の壁厚はほぼ同じですが，肥大型心筋症などでは心室中隔の壁厚のほうが厚い所見がしばしば認められます．中隔壁厚と後壁壁厚の比が1.3以上（高血圧症合併例では1.5以上）を非対称性中隔肥大（ASH）とよび，肥大型心筋症を示唆する所見です（図1）．ただし，非対称性中隔肥大を認めないことは，必ずしも肥大型心筋症を否定するものではありません．

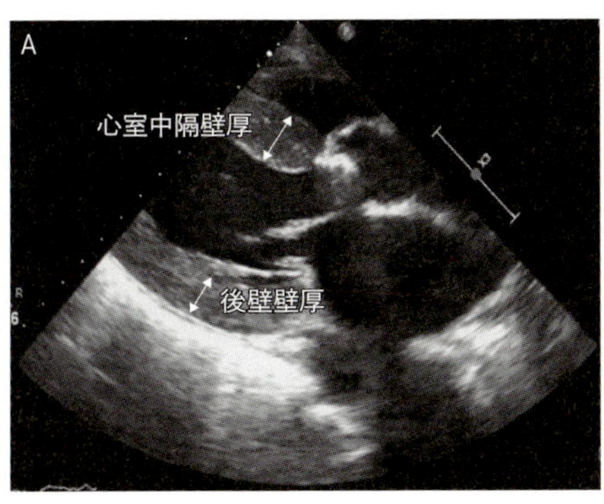

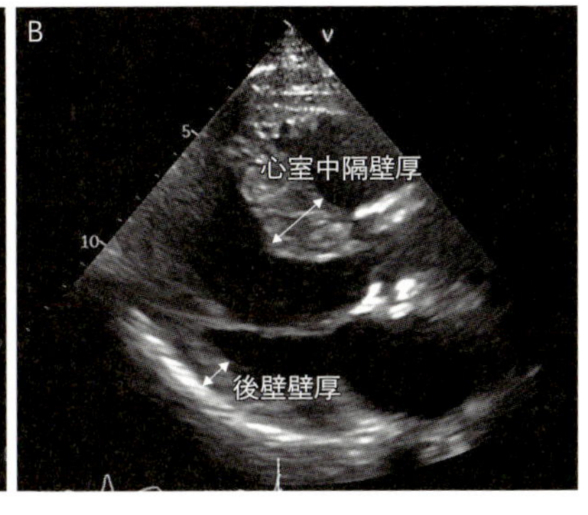

図1　心肥大の心エコー

A：左室の全周性肥大.

B：肥大型心筋症における非対称性中隔肥大.
心室中隔壁厚 / 左室後壁壁厚≧1.3（高血圧症合併例では，心室中隔壁厚 / 左室後壁壁厚≧1.5）を非対称性中隔肥大とします.

左室肥大を評価する指標

体格の影響を標準化するための左室重量係数

左室肥大というと左室の筋肉の厚みが大きいことだけを考えてしまいがちですが，見かけの筋肉の厚みのみではなく左室全体の筋肉重量が大きいことが左室肥大とされています．そうなると，左室壁の厚みは正常範囲内であっても心臓全体が大きくなっている場合は，全体重量は大きくなるので左室肥大となります.

左室の重量に基づいて左室肥大を考える場合には，体格の影響や，左室の大きさと壁厚の相対的な関係を知る必要があります．体格の影響を標準化するために左室重量（LVM）を体表面積で割った左室重量係数（LVMI）を使います.

相対壁厚

また，左室の大きさに対して心筋の厚さがどの程度かを示す，相対壁厚（RWT）という指標も左室肥大の評価に用いられます．左室の大きさの指標としては拡張末期での左室径を，壁厚としては拡張末期における左室後壁の厚みを用いて，［左室後壁壁厚］÷［左室拡張末期径（LVDd）］を相対壁厚とします．相対壁厚が大きいということは左室の大きさの割に左室心筋が厚い

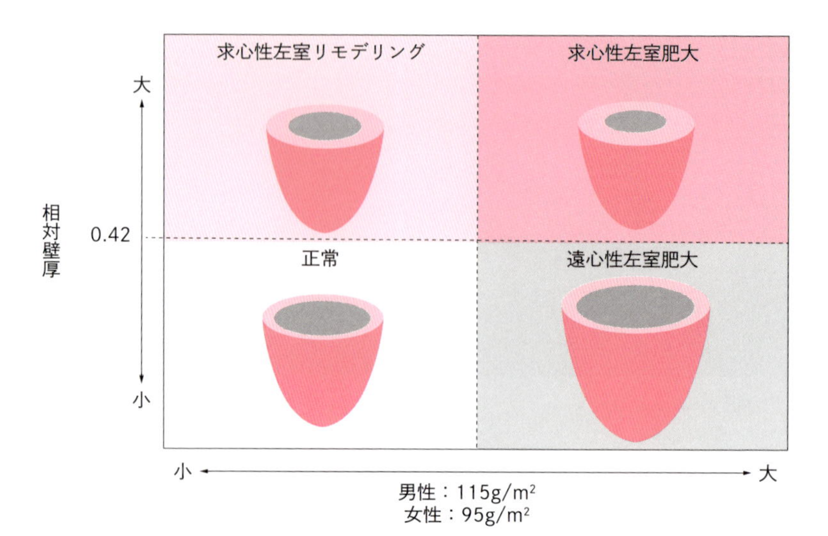

図2 左室重量係数と相対壁厚による左室肥大の分類

ことを意味します．

左室肥大の分類

高血圧症などでは，左室の拡大はなく，左室壁は心腔側に向かって肥大します．その場合は左室重量係数が大きくなるとともに，相対壁厚も高値となります．中心方向に向かって肥大が進行しているので，求心性左室肥大とよばれます．それに対して，心筋症や弁膜症では、左室は拡大し，左室の心筋総重量としては大きくても相対壁厚は大きくならず，左室重量係数のみが大きい左室肥大を呈することがあります．これは，遠心性左室肥大とよばれます．

心エコーでは左室重量係数が男性で 115 g/m^2，女性で 95 g/m^2 より大きい場合を左室肥大とし，相対壁厚が 0.42 より大きい場合を求心性左室肥大，0.42 以下の場合を遠心性左室肥大とします．また左室重量係数は左室肥大の基準を満たさないが，相対壁厚は 0.42 より大きく相対的に心室壁が厚い状態を求心性左室リモデリングといいます．高血圧症などでは，左室肥大に至らない求心性左室リモデリングの段階でも正常壁厚例に比べて予後が悪いことが知られています（図2）．

実際の検査所見をみてみましょう

症例1（表1左）と症例2（表1右）を比べてみましょう．いずれも50歳代の男性です．後壁壁厚はどちらも13 mmと肥大傾向を認めていますし，左室重量は症例1が216.6 g，症例2が222.6 gとほぼ同等，相対壁厚もいずれも0.42を超えています．

しかし，症例1が身長166.5 cm，体重70 kgであるのに対して症例2は身長160 cm，体重96 kgと体格が大きく，体表面積は症例1が1.78 m^2であるのに対して，症例2は2.16 m^2と差を認めました．その結果，左室重量係数が症例1では121.7 g/m^2，症例2では103.1 g/m^2となり，症例1は求心性左室肥大，症例2は求心性左室リモデリングと診断されます．

表1　心エコー図検査所見

症例1: 51歳　男性

Dimension	
LVDd	41 mm
LVDs	25 mm
IVST	15 mm
PWT	13 mm
EF	69 %
FS	38 %
LV mass	
LVM（g）	216.5
LVMI（g/m^2）	121.7
RWT	0.63

症例2 : 51歳　男性

Dimension	
LVDd	45 mm
LVDs	30 mm
IVST	13 mm
PWT	13 mm
EF	62 %
FS	33 %
LV mass	
LVM（g）	222.6
LVMI（g/m^2）	103.1
RWT	0.58

LVDd：左室拡張末期径，LVDs：左室収縮末期径，IVST：心室中隔壁厚，PWT：左室後壁壁厚，EF：左室駆出率，FS：左室内径短縮率，LV：左室，LVM：左室重量，LVMI：左室重量係数，RWT：相対壁厚．

06

左房の大きさ

ポイント！

左房の大きさは左室拡張不全や弁膜疾患などの病態を評価するうえで重要です．そのためには左房の大きさを正しく評価することが大切です．左房径のみでは十分に左房の変化を捉えられないことがあることに注意しましょう．

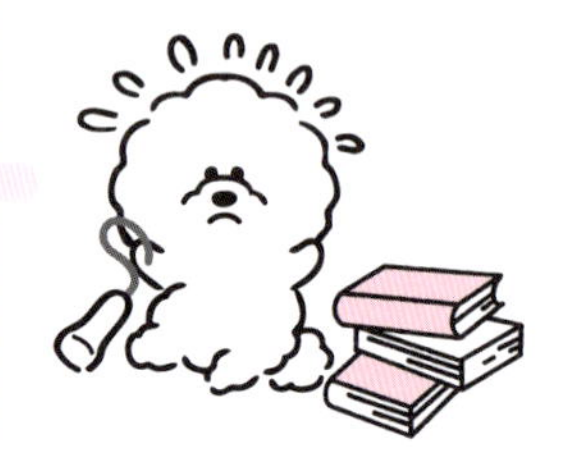

左房の大きさを評価する

左房径

左房（LA）の拡大は，①僧帽弁疾患（狭窄症および閉鎖不全症），②心房細動（発作性，慢性），③左室拡張障害，④先天性心疾患などの病態で認められます．これらの病態の評価にも使われる指標であり，左室拡張障害では診断基準の要素として重視されています．

左房の大きさの指標として左房径がよく使われます．心エコーでは左房の前後径を測っています．日本人の正常値としては3.1±0.3 cmとされますが，年齢により拡大する傾向があります．

左房容積係数

しかし，左房が拡大する場合，前後方向の一方向のみに拡大するわけではありません．左右および上下方向（心尖方向）にも拡大し，左房全体の容積が拡大します．しかも各方向への拡大は一様ではありません．ですから，左房径の変化だけをみていると左房拡大を十分評価できず，ときに過小評価になってしまいます．左房の大きさを正しく評価するには複数の断面で観察し，

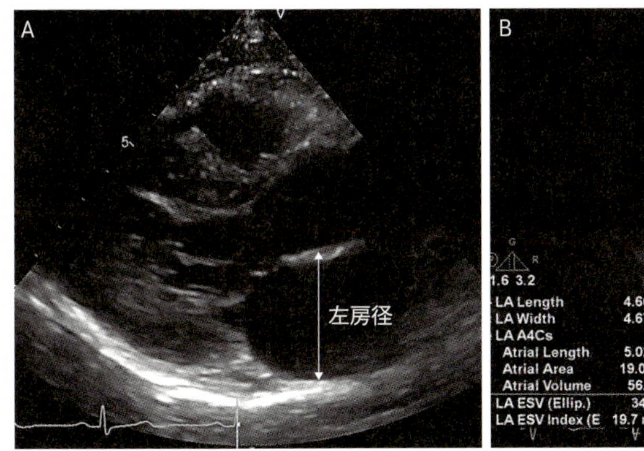

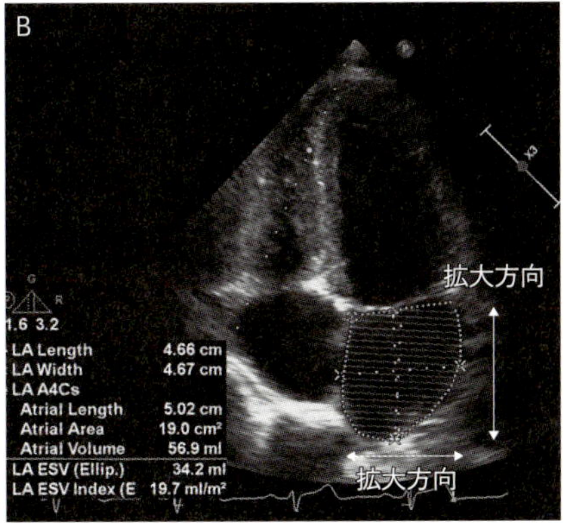

図1 左房径と左房容積

A：左房径の計測.

B：左房の拡大は一方向ではないため左房径のみでは拡大を十分に評価できないことがあります．Simpson 法などで容積を求めて評価する必要があります.

左房容積（LAV）を求める必要があります．さらに，心臓の大きさは体格とも関係しますので，左房容積を体表面積（身長と体重から求めます）で割った左房容積係数（LAVI）が左房の大きさの指標として用いられます．ガイドライン[1]では，左房容積係数 34 mL/m^2 以上が左房拡大と定義されます.

このように左房拡大の有無を正しく評価するためには，左房容積係数が所見に記されていなくてはならないのですが，左房径は計測しているにもかかわらず，左房容積係数を記載していない施設があります．明らかに左房径が大きい場合は左房拡大がある可能性は高いと思われますが，左房径が正常範囲内であっても左房拡大がないとはいえません．左房拡大の有無は左室拡張障害の指標として重要なものです．もし，皆様の施設で左房容積係数が計測されていない場合は，必要性が高い症例だけでも左房容積係数を計測してもらうように検査部門と交渉することを考えてもよいでしょう.

左房容積の計測法

なお，心エコーでの左房容積の計測法には Simpson 法を含めて少なくとも 3 種類あり（3D 心エコーでの計測を含めると 4 種類），なかには過小評価になる計測法（ellipsoid 法）もあります．一般に Simpson 法での計測がより正確であり，推奨されています（図1）が，より簡便な方法で計測している場合もあります．検査所見からはどの方法で計測したかわからないことも多く，計測方法についてもソノグラファーなどに確認しておくとよいかもしれません．

文献

1） Lang RM, et al.: Recommendations for cardiac chamber quantification by echocardiography in adults: an update from the American Society of Echocardiography and the European Association of Cardiovascular Imaging. J Am Soc Echocardiogr 2015; 28: 1-39.e14

07

右心系の評価

ポイント！

心エコーでは右心系として下大静脈，右房，右室の大きさや動きを観察できます．特に下大静脈は心エコー検査の基本的な指標として非常に重要です．右室は左室に比べて複雑な形態であり，その計測・評価には限界があります．しかし心不全などの病態を評価する際には右心系は大きな意義をもっており，可能な範囲で評価することが大切です．

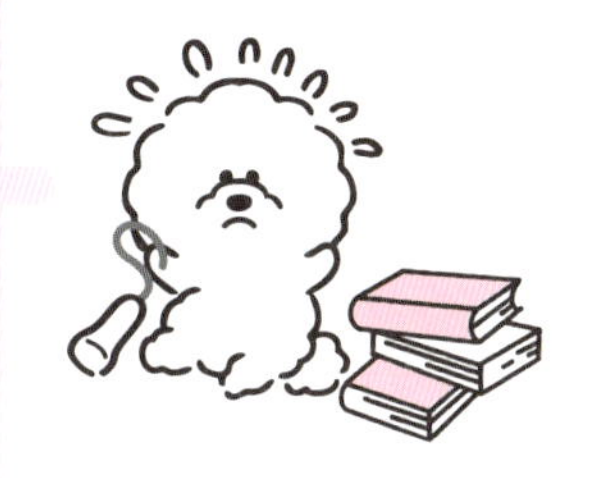

◆◆◆

右心系には大静脈，右房（RA），右室（RV）が含まれますが，右房の大きさを評価することは少なく，心エコーでは下大静脈と右室の評価を行います．

下大静脈の評価

下大静脈径は重要な指標

心エコーでは下大静脈の径を計測し循環血漿量や中心静脈圧の評価を行います．脱水や出血などで循環血漿量が少ないときには下大静脈径は小さくなります．ショックの症例に遭遇したときはまず下大静脈を確認し，下大静脈径が小さく虚脱している場合は，出血性ショックなどを疑い大量補液を行います．心不全の症例で下大静脈径が大きく拡大している場合は，循環血漿量の過剰が疑われ，利尿薬投与を検討します．

下大静脈径による下大静脈圧の推定

下大静脈径では呼吸性の変化も重要な指標です．下大静脈は吸気時に縮小，

A

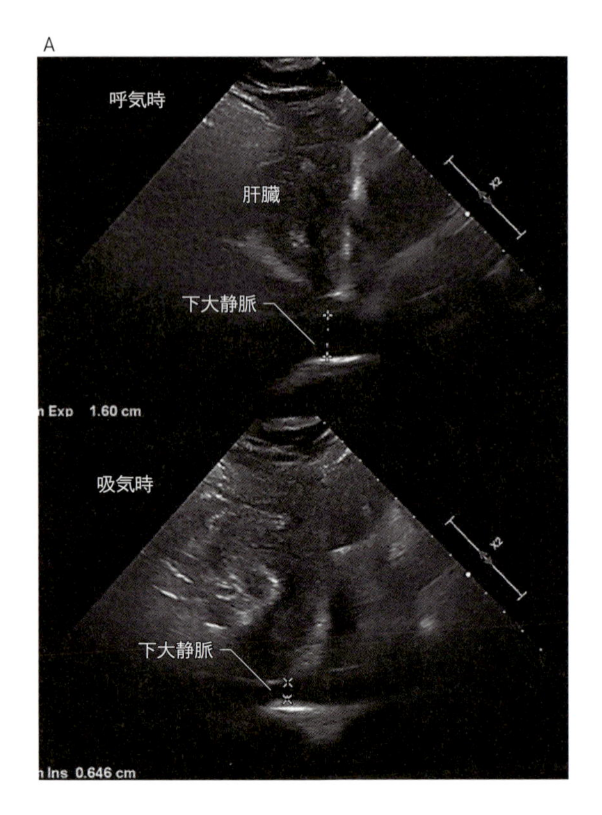

B

下大静脈径	吸気時での縮小	右房圧
< 2.1 cm	> 50 %	正常 3 mmHg (0 ～ 5 mmHg)
> 2.1 cm	< 50 %	上昇 15 mmHg (10 ～ 20 mmHg)
上記に当てはまらない		8 mmHg (5 ～ 10 mmHg) と推定してよい

図1　心エコーでの下大静脈径

A：下大静脈は呼気時に拡大，吸気時に縮小します．呼気時の大きさを下大静脈径としますが，呼吸性の変化の程度も右房圧推定に重要です．

B：下大静脈径および呼吸性変動による右房圧の推定．

呼気時に拡大します．これは吸気時には胸郭内の圧が低くなり，静脈血が胸郭側へ吸い上げられるためです．下大静脈の圧が高いと吸気時の径の縮小は小さくなります．このことから，下大静脈の径とともに呼吸性変動（最大吸気時に呼気時から縮小した率）を評価することで下大静脈圧（中心静脈圧）≒右房圧を大まかに推定することができます．

下大静脈径および呼吸性変動の値より，以下のように推定することができます．

①下大静脈径＞21 mm かつ呼吸性変動が 50 % 未満：右房圧 15 mmHg と推定．

②下大静脈径＜21 mm かつ呼吸性変動が 50 % より大きい：右房圧 3 mmHg と推定．

③上記①，②に一致しない場合：右房圧 8 mmHg と推定．

あくまでおおよその推定ですが，この値は血行動態の推定の基本であるとともにドプラエコーで心臓内の圧を推定する際にも必要です（図 1）．

右室の評価

右室の大きさ

右室の計測は右心不全の指標として重要ですが，正確な評価はむずかしく問題点も少なくありません．左室（LV）は形としてはそれほど複雑なものではないので（回転円錐体を仮定できる），体積の計算もむずかしくありません．右室の形態は数学的に扱うのがむずかしく，通常の心エコーの指標から容積を計算することができません（3 次元心エコーを使うと右室容積を求められますが，一般的ではありません）．

容積が求められないので，右室の大きさの目安として右室の径を用います．右室の径としては右室基部で計測することが多く，所見に右室径の項目が一つしかない場合はこの右室基部径の値を示しています．日本人の正常値は男性 31 ± 5 mm，女性 28 ± 5 mm で，男女ともに 41 mm 以上を右室拡大と考えます．

施設によっては右室基部と右室中部の 2 か所の径を示していることもあります．ガイドライン[1] ではこの 2 か所の計測を推奨していますが，煩雑なこともあり省略している施設が多いようです．右室中部径 35 mm 以上は右室拡大と考えます（図 2）．

右室の収縮能

1）右室面積変化率

右室の収縮能の評価は大きさの評価以上に複雑です．容積が計算できない

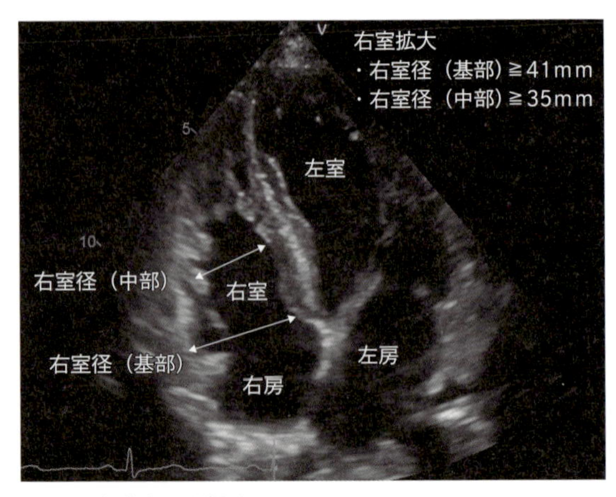

図2　右室径の計測

右室径は基本的に右室基部で計測します．ただし，右室中部の計測を合わせて行うこともあります．

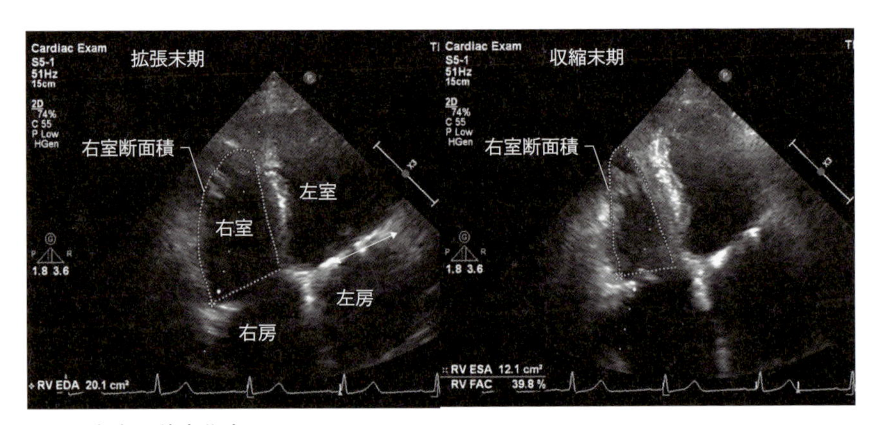

図3　右室面積変化率

心周期における画像上での右室の断面積の変化から求めます．

$$\text{右室面積変化率} = \frac{[\text{拡張末期右室断面積}] - [\text{収縮末期右室断面積}]}{[\text{拡張末期右室断面積}]} \times 100(\%)$$

ので左室のように駆出率を求めることができません．右室の収縮方向は左室と異なるため，右室の径の変化も指標として使えません．その代わりによく使われるのが，ある断面での右室の面積の収縮による変化率をみる右室面積変化率（RV-FAC）です．日本人の右室面積変化率の平均値は，男性 44 ±

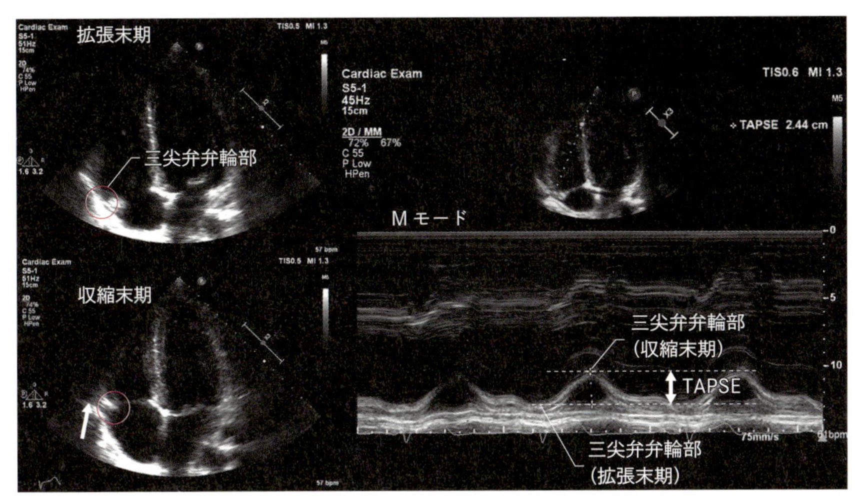

図4　右室収縮能指標としての三尖弁輪収縮期移動距離
右室収縮による三尖弁弁輪部の移動距離をMモード上で計測し三尖弁輪収縮期移動距離とします．

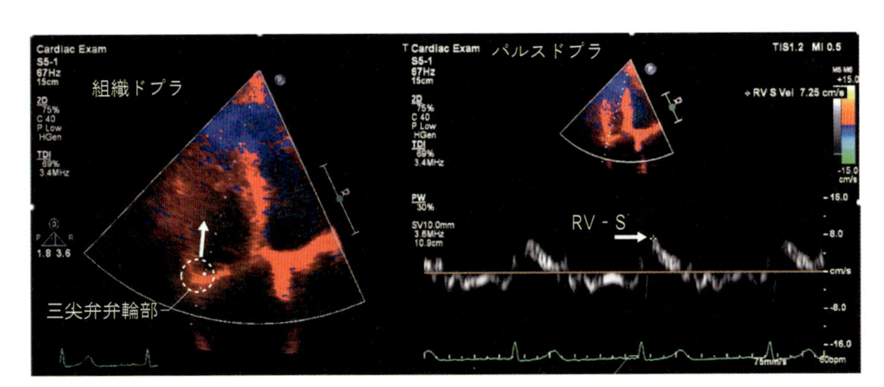

図5　三尖弁輪収縮期最大移動速度
組織ドプラを使い三尖弁弁輪部が右室の収縮により心尖部方向へ移動する速度を求め，右室収縮能の指標とします．

13％，女性46±11％で，35％以下は収縮能低下とされます（図3）．

2）三尖弁輪収縮期移動距離

右室と左室の違いは形だけにとどまらず，収縮の方向にも違いがあります．左室においても心尖方向（縦方向）への収縮は重要ですが，右室では左室以上に重要です．そのため，心尖方向への収縮を評価する方法も収縮能の指標として使われます．

よく使われるのが三尖弁輪収縮期移動距離（TAPSE）です．これは収縮期に三尖弁が心尖方向へどれだけ移動したかを測り，右室の収縮能の指標としたものです（図4）．三尖弁輪収縮期移動距離が17 mm未満の場合は右室収縮能の低下が示唆されます．

3）RV-S'

もう一つの指標として三尖弁輪収縮期最大移動速度（RV-S'）もよく使われます．これは右室の基部の心尖端方向への移動速度を組織ドプラという方法で計測したものです．RV-S' が9.5 cm/s未満の場合は右室の収縮能低下の可能性があります（図5）．

4）右室長軸方向ストレイン

最近では，右室自由壁各領域の心尖方向への動きを自動追跡した右室長軸方向ストレインも新しい指標として期待されています．一般への普及はこれからですが，今後の標準的指標になる可能性があります．

実際の検査所見をみてみましょう

- 症例1（表1左）は，右室梗塞を合併した下壁梗塞の症例です．断層エコーでみて右室の壁運動は広範囲に消失していました．右室径も48 mmで右室拡大を呈しています．三尖弁輪収縮期移動距離は6.3 mmと非常に低値で右室収縮能の低下を反映しています．
  この例では右室拡大に伴い高度の三尖弁閉鎖不全症（TR）4/4を認めています．このような例では右室の収縮が低下しているので三尖弁閉鎖不全症の流速はあまり速くなりません．
- 症例2（表1右）は，僧帽弁人工弁置換術後の症例です．右室径は正常ですが，三尖弁輪収縮期移動距離は低値を示しています．それに対して右室面積変化率は良好に保たれています．心臓手術後のため心膜が癒着し，右室の心尖方向への動きが阻害されているため三尖弁輪収縮期移動距離は低値を示しています．右室心筋は影響を受けていないので，心腔方向への動きを示す右室面積変化率は正常に保たれます．
  この症例では右室の収縮能は保たれていると考えます．

表1　心エコー図検査所見

症例 1: 右室梗塞

Right Ventricle	
RV 径	48 mm
TAPSE	6.3 mm

TR	
TR	4/4
TR peak velocity	2.16 m/s
TR-PG	19 mmHg

症例 2：僧帽弁人工弁置換術後

Right Ventricle	
RV 径	36 mm
TAPSE	14.6 mm
RV-FAC	57.7 %

RV：右室，TAPSE：三尖弁輪収縮期移動距離，TR：三尖弁閉鎖不全症，PG：圧較差，RV-FAC：右室面積変化率.

文献

1） Lang RM, et al.: Recommendations for cardiac chamber quantification by echocardiography in adults: an update from the American Society of Echocardiography and the European Association of Cardiovascular Imaging. J Am Soc Echocardiogr 2015; 28: 1-39.e14

08

左室壁運動の評価①

ポイント！

左室の局所的な壁運動を評価することは心エコーでの虚血性心疾患の診断の基本です．まず心筋虚血と局所壁運動異常の生理学的基本を学ぶとともに，心エコーで壁運動をどのように表現するかを説明します．

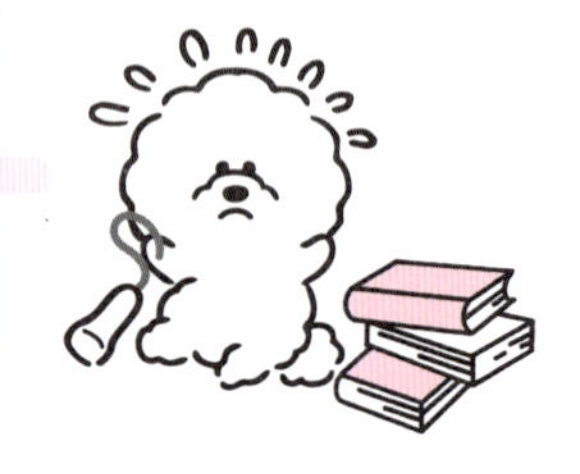

◆ ◆ ◆

左室（LV）全体の収縮能の評価に加えて，左室各部分の収縮能を評価するのも心エコーの目的の一つです．左室各部分の心筋は3次元的な動きをするのですが，心エコーでは左室の内側方向（心腔方向）に向かう動きのみが肉眼で確認できるので，これを局所の壁運動として評価します．

局所壁運動の評価

局所壁運動の評価が最も重要になるのは，心筋梗塞などの虚血性心疾患です．虚血性心疾患では，冠動脈の閉塞や狭窄によって壁運動に異常が生じるため，冠動脈のどの部分に病変があるかによって解剖学的に決まった部分に壁運動異常が認められます．心エコーでは左室のどの部分で壁運動が低下しているかをみることで，どの冠動脈のどの辺りに虚血の責任病変があるかを推測することができます．

虚血性心疾患以外に心筋症などでも局所壁運動の異常が認められます．拡張型心筋症であっても，左室全体で均一に壁運動が低下していることは比較的少なく，しばしば部分ごとに収縮性に差が認められます．しかし虚血性心疾患とは異なり局所壁運動異常の分布には解剖学的な特徴はあまり認められず，局所壁運動を詳細に評価しても病態の解明に役に立つことは少ないようです．

このような理由から局所壁運動は心筋虚血を念頭において評価および表現されます．左室を冠動脈の各部位が血流を送っている領域ごとに分割し，各領域ごとの壁運動を評価します．これにより壁運動異常が認められる領域を知ることで，虚血の原因である責任血管や責任病変がわかります．領域は心エコーの各断面ごとに決められていますが，それらをまとめて左室を17領域（あるいは16領域）に分割したモデルがしばしば用いられます．

虚血性心疾患の局所壁運動異常

各領域の壁運動の程度は正常（normokinesis），壁運動低下（hypokinesis），壁運動消失（akinesis）の3段階で評価します．壁運動低下の範疇のなかでも収縮能低下の程度には差があるため，しばしば壁運動低下は，壁運動低下（hypokinesis）と高度壁運動低下（severe hypokinesis）の2段階に分けられます．

慢性冠症候群での壁運動異常

このような壁運動異常は冠動脈病変があれば必ず出現するとは限りません．狭心症は安静時には症状はなく，労作時にのみ胸痛が出現します．これは冠動脈に有意な狭窄病変が存在しても，多くの場合，安静時には虚血がないことを意味します．心エコーでの壁運動異常は胸痛よりも軽度の虚血でも出現しますが，それでもよほどの高度狭窄病変がない限り安静時には認められません（図1）．したがって，安静時で胸痛の症状がないときに局所壁運動異常を認めなくても虚血性心疾患を否定することはできません．狭心症など安定した病態（慢性冠症候群ともよばれます）を心エコーで診断するには運動負荷などにより局所壁運動異常が出現するかをみる，負荷心エコー法が必要です．

急性冠症候群での壁運動異常

急性冠症候群の場合は高度虚血が存在していることが多くしばしば局所壁運動異常を認めます．急性冠症候群はST上昇型心筋梗塞，非ST上昇型心筋梗塞，不安定狭心症を含みますが，ST上昇型急性心筋梗塞ではほとんどの場合で局所壁運動異常を認めます．非ST上昇型心筋梗塞や不安定狭心症でも胸痛が持続しているときの心エコーでは高率に局所壁運動異常を認めま

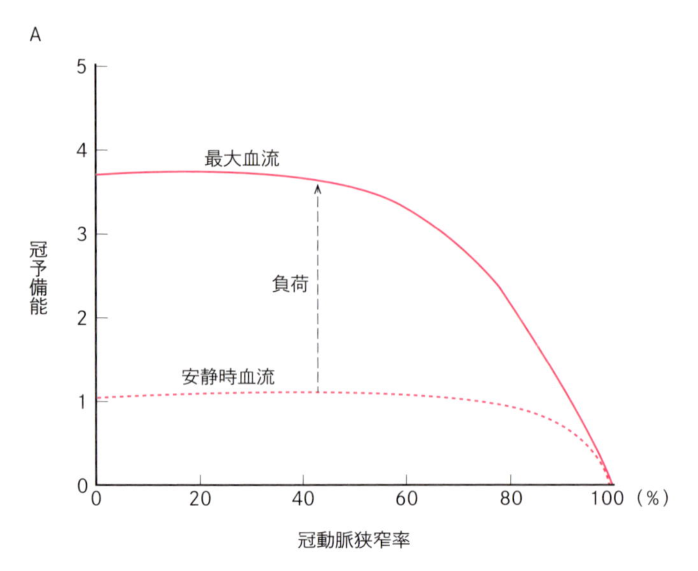

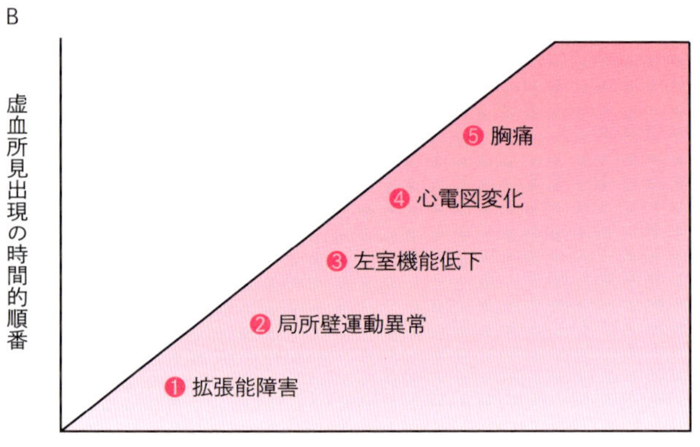

図 1　冠動脈狭窄と心筋虚血

A：安静時の冠血流量は冠動脈狭窄率が 90 % 以上にならないと低下しません．運動時には冠血流量は増加し，心筋の酸素需要の増加に対応します．しかし，50 % 以上の狭窄があると，十分な冠血流の増加が得られないため，運動時に虚血が生じます．

B：心筋虚血が生じると心エコーでの壁運動異常は心電図変化や胸痛よりも先に出現します（虚血カスケード）．

す．症状が改善しているときに記録した心エコーでも局所壁運動異常を認めることは少なくありませんが，改善している場合もあります．

冠動脈再疎通療法後の局所壁運動

急性心筋梗塞では心筋の傷害が生じているため，冠動脈再疎通療法に成功してもすぐに壁運動が改善するとは限りません．次第に改善する場合も多いのですが，傷害の程度によっては慢性期でも壁運動の改善が認められないこともしばしばあります．梗塞領域が壊死に陥った場合は壁運動消失領域が残存します（傷害が非常に高度の場合は心筋が薄くなることもあります）．冠動脈再疎通例では壁運動はある程度改善しても壁運動低下～高度壁運動低下が残存する場合もあります．

慢性的な壁運動異常の残存

慢性的な壁運動異常の残存は左室収縮能を低下させ，時には心不全の原因にもなります．虚血性心疾患症例のなかには典型的な胸痛なしに心機能低下のみが進行し，心不全で発症することもあるので注意が必要です．陳旧性心筋梗塞では局所壁運動の残存は，心筋虚血が継続していることを必ずしも意味しません．しかし慢性の虚血性心疾患において，以前の心エコーと比較して壁運動異常の増悪や新たな局所壁運動異常の出現を認めた場合は，新たな冠動脈病変の出現の可能性があります．この場合も，胸痛を認めずに冠動脈病変が進行することもあり，注意が必要です．

Column

心エコーでの局所壁運動評価のむずかしさ

心エコーでの局所壁運動の評価は基本的に肉眼で行います．その評価にはどうしても主観的要素が入らざるを得ません．また，心エコーは患者さんの体型などによってどうしても鮮明な画像を描出できないことがあり，そのような場合は，壁運動評価は不正確になりがちですし，頻脈でも壁運動評価はむずかしくなります．

検者の技能に依存する場合もないわけではありませんが，最終的には心エコーのみならず心電図検査，血液検査やほかの画像診断検査などを含めて総合的に虚血の有無を診断する必要があります．

09

左室壁運動の評価②

ポイント！

心筋虚血に伴って出現する局所壁運動異常は，冠動脈の解剖学的構造によってその出現部位が決まります．心エコーで観察するときも，どの領域に壁運動異常が出現しているのか，そしてそれは冠動脈のどの部位によって灌流されているのかを考える必要があります．検査所見から心筋虚血の病態を読むには冠動脈との位置関係について知っておく必要があります．

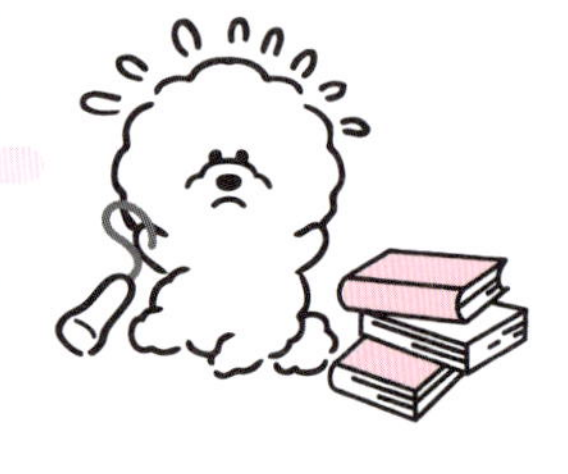

◆◆◆

Part 2-A-08「左室壁運動の評価①」（p. 44〜47）で述べたように，虚血性心疾患の局所壁運動異常は冠動脈の解剖に従って規則的に出現します．逆に局所壁運動異常の出現する部位から，虚血の責任血管や責任病変を推定することも可能です．所見では文章だけではなく，しばしば壁運動異常の部位を図でも示しており，その図を読み解くことで冠動脈のどこに病変があるかを知ることができます．

局所壁運動異常の記載方法

心エコー所見の局所壁運動異常の部位および程度の記載方法は施設によって異なります．文章のみで示す施設もありますが，より詳しく図として示すこともしばしば行われます．図としては心エコー各断面での壁運動異常をそのままに図示している場合と，左室（LV）領域を17分画（あるいは16分画）に分けて同心円状の図に示したbull's eyeで表す場合があります．bull's eye

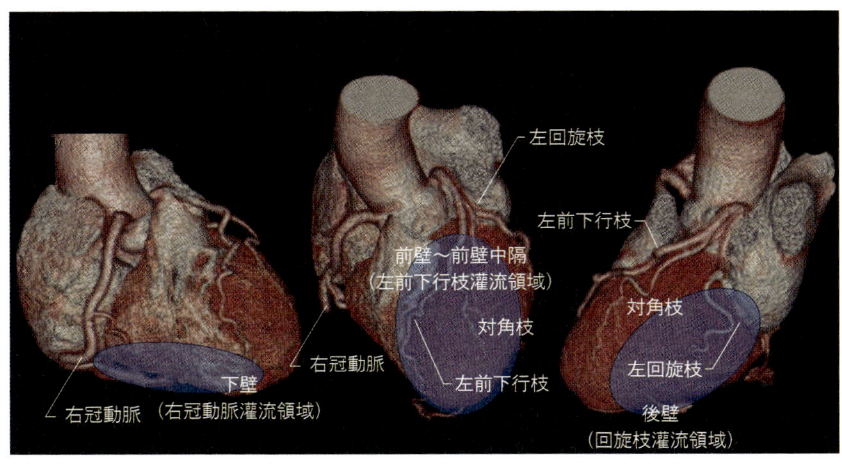

図1　冠動脈と左室の灌流領域
CTでの冠動脈の走行と灌流領域を示します．

表示は標準化されていること，心筋シンチグラフィ検査などほかの画像診断検査の結果と比較できることなどの利点がありますが，心エコー画像から解釈して図示する必要があります．

冠動脈の灌流領域と左室の領域

灌流領域と左室の領域との関係は基本的に，
①左室前壁～側壁～心尖部：左冠動脈前下行枝が灌流．
②後壁：左冠動脈回旋枝が灌流．
③下壁（および右室〈RV〉）：右冠動脈が灌流．
となります（図1）．ただし，右冠動脈と左回旋枝の大きさには個人差があり，下壁を左回旋枝が灌流したり，後壁の一部が右冠動脈で灌流されている場合もあります．この場合は心エコーでの壁運動異常から責任冠動脈は決定できず，冠動脈造影や冠動脈CTなどが必要となります．

Column
なぜbull's eyeとよばれるのか

bull's eye（雄牛の目）とは，射撃や弓術などの的のことですが，その的に像が似ていることからbull's eyeとよばれています．

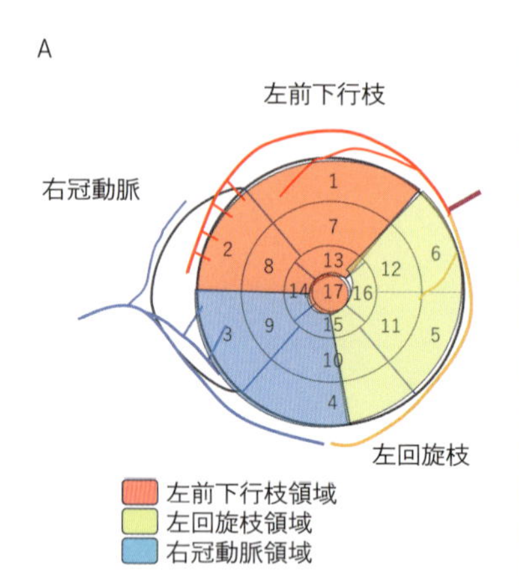

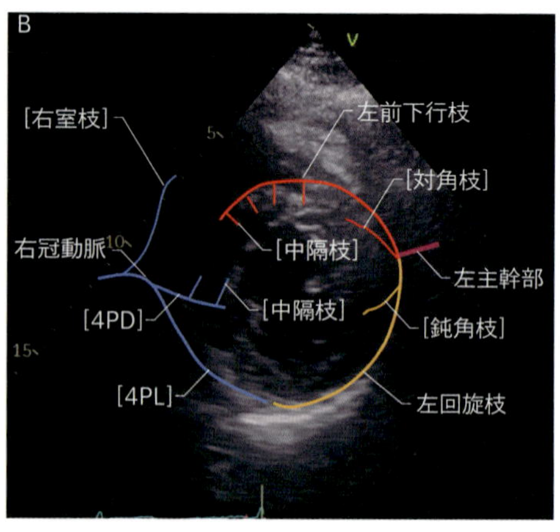

図2　左室17分画および心エコー像における冠動脈の走行

A：左室17分画モデルにおける冠動脈の走行と各冠動脈枝の灌流領域.

B：傍胸骨左縁短軸像における冠動脈の走行.

bull's eyeの各領域と冠動脈との関係

bull's eyeは同心円の外側を左室基部，中心を心尖部とし，各領域が冠動脈の灌流領域に相当するように定められています．心エコーでは各領域の位置は左室を輪切りにした短軸像での部位に類似しています．bull's eye表示の各領域と冠動脈との関係をわかりやすくするために，bull's eyeを短軸像と仮定して冠動脈がどのように走行しているかを示します（図2）．あくまで概念的な図であり，また，bull's eye表示での各領域の壁運動は短軸像での結果のみで決定するべきではないのですが，理解の一助になるかと思います．

心エコーの各断面を図として示す場合も，短軸像では同じような冠動脈の走行になります（図2）．心エコーでは短軸のみならず，胸骨左縁や心尖部位にプローブを当てて心臓の縦切りの像も描出します．このような像についても冠動脈の走行を図に示します．なお心尖部からの像は長軸像，四腔像（左房〈LA〉・左室および右房〈RA〉・右室がみえる），二腔像（左房・左室がみえる）の3つが基本的な断面で，各々について示します（図3）．ただしこれらのように各領域の広がりにはある程度個人差があります．

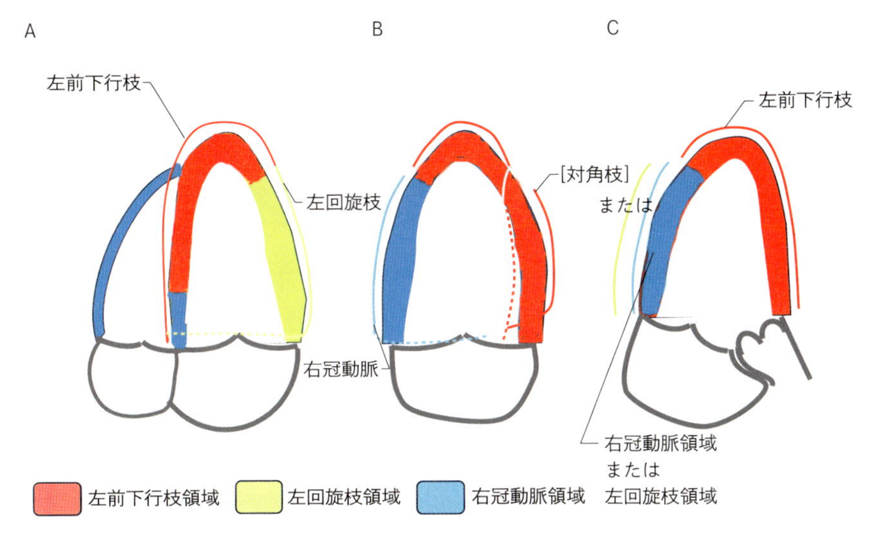

図 3　心尖像における冠動脈の走行と灌流領域

A：心尖四腔像.
B：心尖二腔像.
C：心尖長軸像.
責任冠動脈に一致した部位に壁運動異常が生じます．ただし，心尖長軸像の下～後壁領域は右冠動脈に灌流される場合と左回旋枝に灌流される場合があります.

局所壁運動による責任冠動脈や責任病変の推定

虚血性心疾患が疑われる症例で左室壁運動異常を認めた場合，図 2，3 に示した範囲と合わせて，どの冠動脈が責任冠動脈であるかを考えます．また，壁運動異常の範囲から責任病変の位置をある程度推定することも可能です.

冠動脈病変による壁運動異常は虚血の原因となる病変部分が灌流する領域に出現します．冠動脈の走行から，左室の基部（bull's eye では円の外側）を含めて壁運動異常がある場合は，責任冠動脈の基部に病変がある可能性が高いと考えます．ただし，完全閉塞病変ではない場合は責任病変部位からすぐに壁運動異常が生じるとは限らず，より末梢のみで壁運動が低下することもあるので，左室中部から壁運動異常を認めても冠動脈の病変が中部にあるとは限りません.

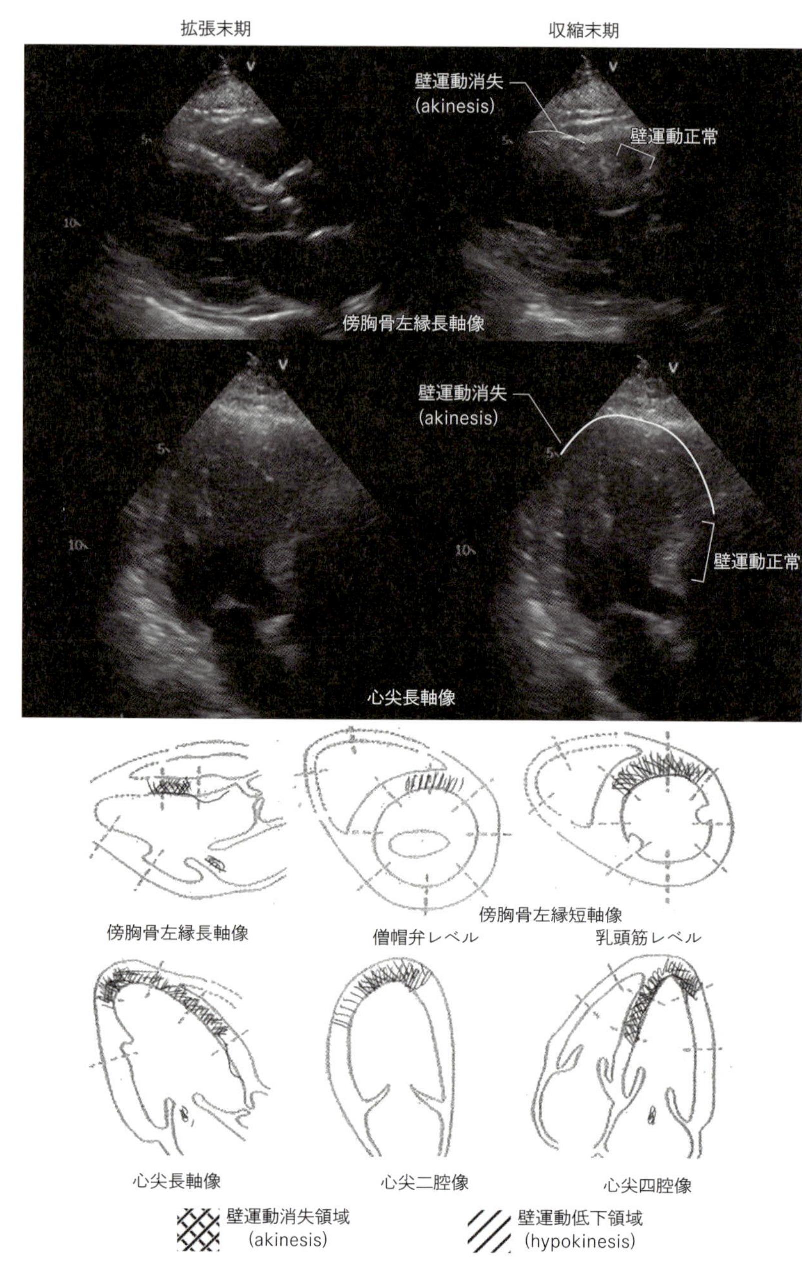

図 4　心エコー図検査所見

前壁梗塞症例における局所壁運動異常の分布.

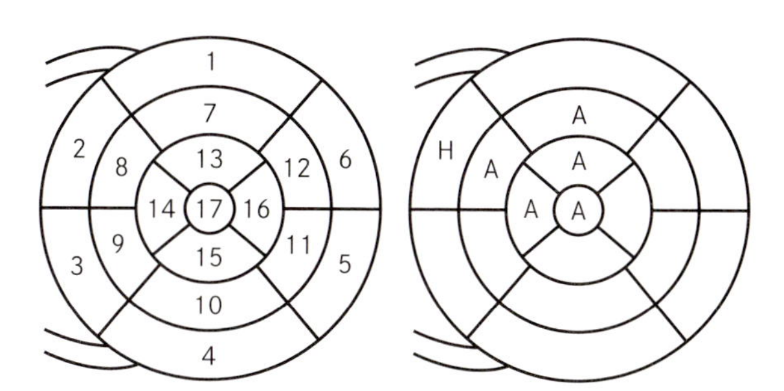

図 5　17 分画モデルによる局所壁運動異常の表現

同じ前壁梗塞症例の局所壁運動異常を 17 分画モデル（左）に基づく bull's eye 表示で示します（右）.

17 分画モデル（bull's eye）による表現

局所壁運動異常をどのように表現するかは，施設によって異なります．ここでは実際の例として，筆者の施設での例と，17 分画モデル（bull's eye）による表現例を提示します（図 4）.

筆者の施設では，基本断面像（傍胸骨左縁長軸および短軸像，心尖長軸像・心尖四腔像・心尖二腔像）上に壁運動異常を示す部位を手書きで記載しています（スケッチをスキャナで電子カルテに取り込んでいます）．ここでは左前下行枝を責任血管とする前壁梗塞での壁運動を示します．斜線が壁運動低下（hypokinesis），二重斜線が壁運動消失（akinesis）の部位を示します．閉塞部位は左前下行枝の中部で，そのため壁運動異常は主に左室中部から心尖部に認めています．

この症例の壁運動異常を 17 分画モデルで示します（図 5）．短軸像の図とは向きが若干異なっているのに注意してください．壁運動消失（akinesis）の領域を“A”，壁運動低下（hypokinesis）の領域を“H”として表示しています．

責任冠動脈と局所壁運動異常のまとめ

図 6～10 に，各責任冠動脈に対応して局所壁運動異常の出現する領域をまとめてみました．あくまで典型的な例で実際の例とは必ずしも一致しないことはご注意ください．

また，後壁領域は左回旋枝により灌流されている場合と右冠動脈に灌流さ

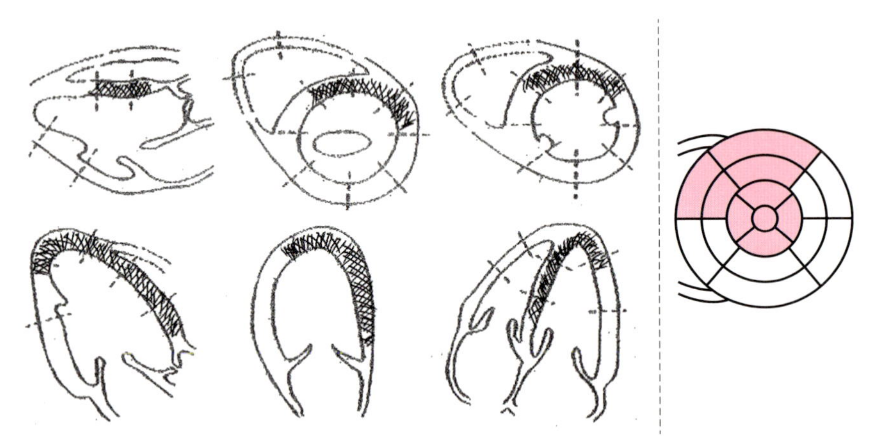

図6　左前下行枝近位部（Seg 6）病変例

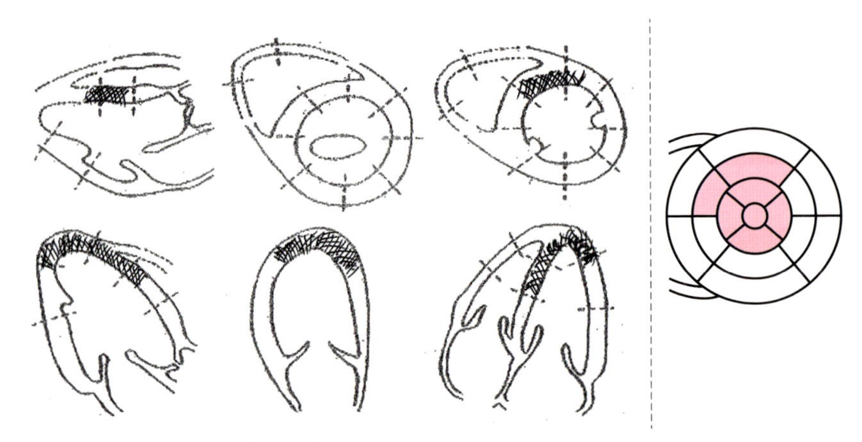

図7　左前下行枝中部（Seg 7）病変例

れている場合があります（図は両方の場合を示しています．そのため，重複している領域があります）．

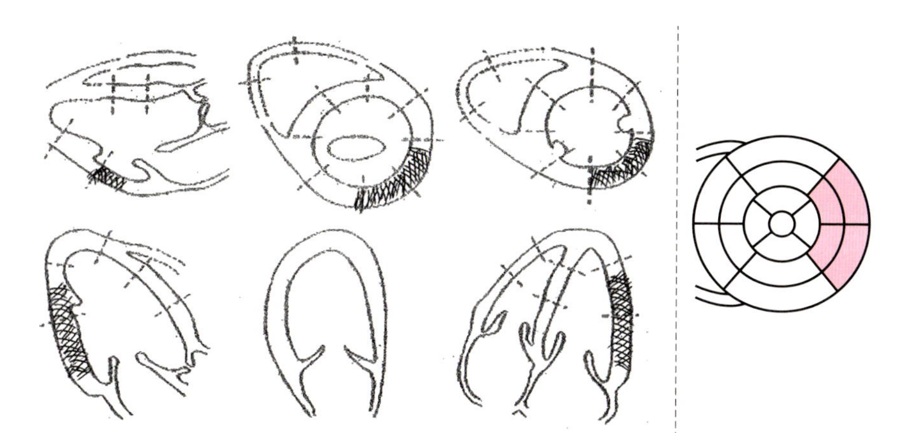

図 8　左回旋枝近位部（Seg 11）病変例

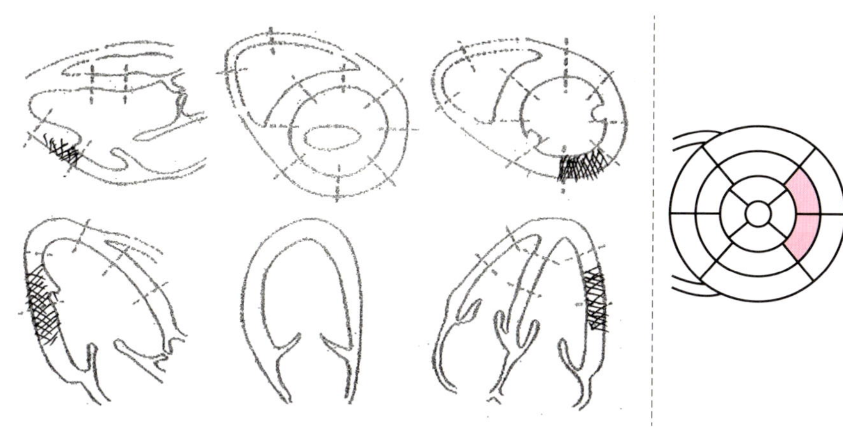

図 9　左回旋枝中部（Seg 13）病変例

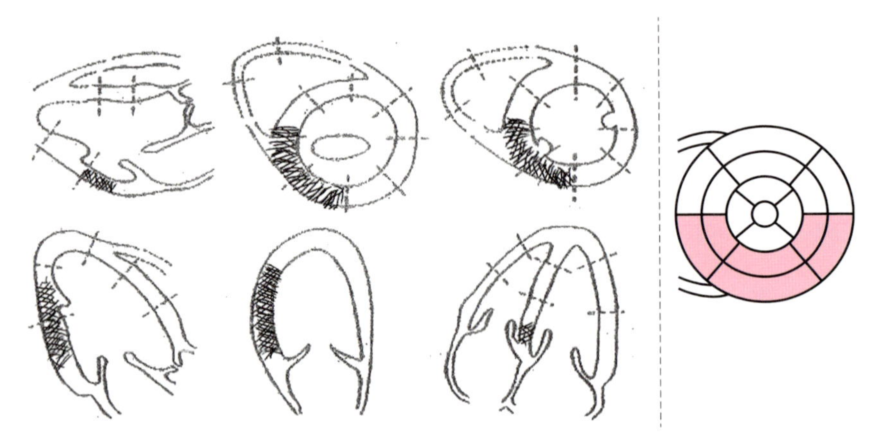

図 10　右冠動脈病変例

A ▶ 2D エコーの指標

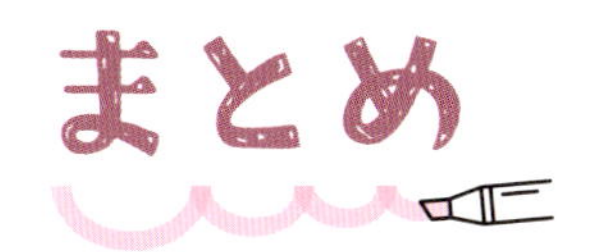

2D エコーについて最低限知っておくべきポイントをまとめてみました.

左室径（拡張末期・収縮末期）

- 左室拡張末期径：5.5 cm 以上では左室拡大と考える
- 左室リモデリング：収縮能低下例では左室径の拡大を認めることが多い
  - ・左室拡張末期径，収縮末期径の拡大
  - ・逆リモデリング：治療による左室収縮末期径の縮小，予後改善の指標

左室駆出率

- 正常値：左室駆出率（EF）≧50 %
- 計測法に注意
  - ・Simpson 法での計測が標準
    ※ 1 断面から計測している場合もあり注意
  - ・左室径から求めた左室駆出率（Teichholz 法による）は不正確な可能性あり
  - ・経験のある検者では目視法（eye-ball）でも比較的正確な値が得られる
    ※ 5 % きざみ，10 % きざみなどで表現
- 左室が大きいと左室駆出率が低くても，心拍出量は比較的保たれることがある

左室長軸ストレイン（GLS）

- 左室駆出率より鋭敏な左室収縮能の指標
  - ・左室の心尖方向への動きを自動追跡して求める
  - ・負の値として表現される（絶対値で表現することもある）
- 正常値：－20 %
- －16 % より小さい（絶対値）場合は左室収縮能低下

左室壁厚と左室肥大

- 心室中隔と左室後壁の壁厚を計測
- 左室後壁 13 mm 以上あれば左室肥大
  - ・ただし，それ以下でも左室肥大はある
- 非対称性中隔肥大（ASH）：［中隔壁厚］/［後壁壁厚］≧1.3
  - ・肥大型心筋症に特徴的な所見
  - ・ただし，非対称性中隔肥大を認めなくても肥大型心筋症は否定できない
  - ・高血圧症合併例では≧1.5 が基準
- 左室重量係数（LVMI），相対壁厚（RWT）が左室肥大の診断に重要
  - ・左室重量係数 ＝［左室重量］/［体表面積］
  - ・相対壁厚 ＝［後壁壁厚］/［左室拡張末期径］
- 左室重量係数と相対壁厚による心肥大の分類
  - ・正常：相対壁厚≦0.42/ 左室重量係数≦115 g/m^2（男），95 g/m^2（女）
  - ・求心性左室肥大：相対壁厚＞0.42/ 左室重量係数＞115 g/m^2（男），95 g/m^2（女）
  - ・遠心性左室肥大：相対壁厚≦0.42/ 左室重量係数＞115 g/m^2（男），95 g/m^2（女）
  - ・求心性左室リモデリング：相対壁厚＞0.42/ 左室重量係数≦115 g/m^2（男），95 g/m^2（女）

左房の大きさ

- 左房径：日本人の正常値 3.1 ± 0.3 cm
- 左房拡大は左室径ではなく左房容積係数（［左房容積］/［体表面積］）で診断する．
- 左房拡大：左房容積係数≧34 mL/m^2

右心系の評価

- 下大静脈：径と呼吸性変動による中心静脈圧の推定
  - ・右房圧正常（≒ 3 mmHg）：径＜ 2.1 cm，呼吸性変動＞ 50 %
  - ・右房圧上昇（≒ 15 mmHg）：径＞ 2.1 cm，呼吸性変動＜ 50 %
  - ・上記にあたらない場合：≒ 8 mmHg
- 右室（RV）拡大：右室径≧41 mm

- 右室収縮能の指標
  - ・右室面積変化率（RV-FAC：右室断面積の心周期変化）：35 % 以下は収縮能低下
  - ・三尖弁輪収縮期移動距離（TAPSE）：17 mm 以下は収縮能低下
  - ・RV-S'（組織ドプラの指標）：10 mm/s 以下は収縮能低下

左室壁運動の評価

- 局所壁運動能の評価
  - ・正常，低下（hypokinesis），高度低下（severe hypokinesis），壁運動消失（akinesis）
  - ・表現法：標準断面での評価，17（または16分画）モデル（bull's eye）
- 責任冠動脈と壁運動異常の領域
  - ・左前下行枝病変：左室前壁～心尖部
  - ・左回旋枝病変：左室後壁
  - ・右冠動脈病変：左室下壁（時に右室）

01

ドプラエコーで何をみるか

ポイント！

心臓の中の血液の動きをみることができるドプラエコーによって心エコーの臨床的応用範囲は大きく広がります．まずはドプラエコーについて最低限知っておくべき内容をごく簡単に説明します．

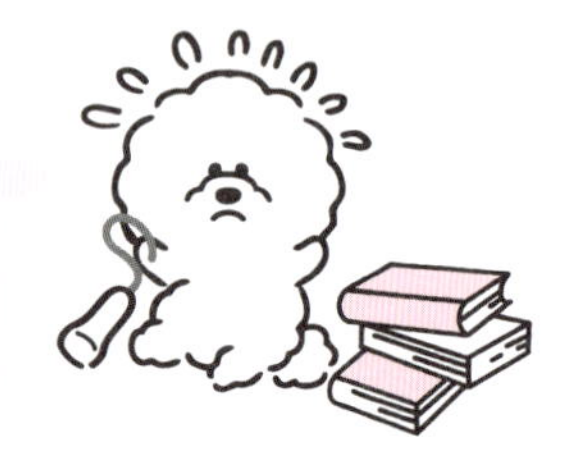

◆◆◆

Part 1-02「心エコーとはどのようなものなのか」（p. 4～10）で述べたように，ドプラエコーには，心臓内で血液がどのように流れるかを肉眼的にみえるようにしたカラードプラと，血流の速度を計測するパルスドプラ（PW）および連続波ドプラ（CW）があります．それに対応してカラードプラの所見では弁の逆流や心内シャントの有無やその広がりが示されます．パルスドプラ・連続波ドプラでは弁を通過する（正常血流および逆流血流）の速度の計測が主です．簡易ベルヌーイ式で推定した心臓内での圧が検査所見に記載されることもあります．

Part 2-B では，各弁膜の疾患に関連した所見および心内シャントの基本的項目について説明します．弁膜疾患としては，

・大動脈弁疾患：大動脈弁狭窄症（AS），大動脈弁閉鎖不全症（AR）
・僧帽弁疾患：僧帽弁狭窄症（MS），僧帽弁閉鎖不全症（MR）
・右心系：三尖弁閉鎖不全症（TR），肺動脈弁閉鎖不全症（PR）

について説明します．

弁膜症の評価はドプラエコーのみならず2Dエコーも重要な役割を果たしますので，それについても説明します．

・カラードプラ
・パルスドプラ
・連続波ドプラ
・組織ドプラ
・弁膜疾患
・先天性疾患(シャント疾患)
・拡張能の評価
・その他，いろいろ

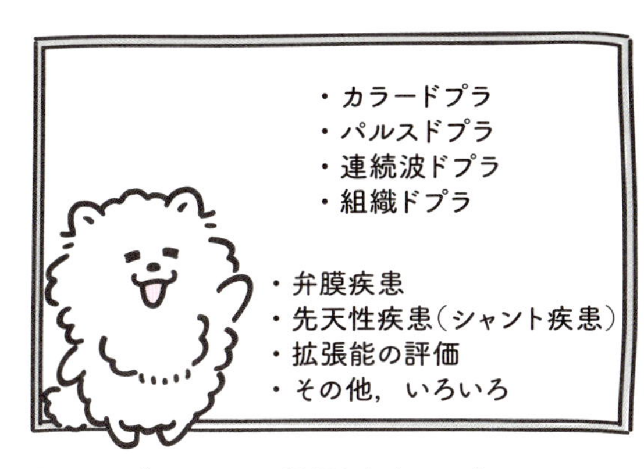

図1　ドプラエコーの種類とわかること

パルスドプラや連続波ドプラは左室の拡張能の評価にも使われます．これについても説明します（図1）．

02

左室心拍出量の評価

ポイント！

ドプラエコーで血流を計測することで心拍出量を推定することができます．残念ながら右心カテーテルや心臓MRIでの計測に比べて精度は低いですが，いつでも，どこでも簡単に実施でき，反復しての計測も容易であるなど，ほかの方法にはない利点があります．あまり重視されないことも多いですが，うまく使えば病態評価に役に立つ計測です．

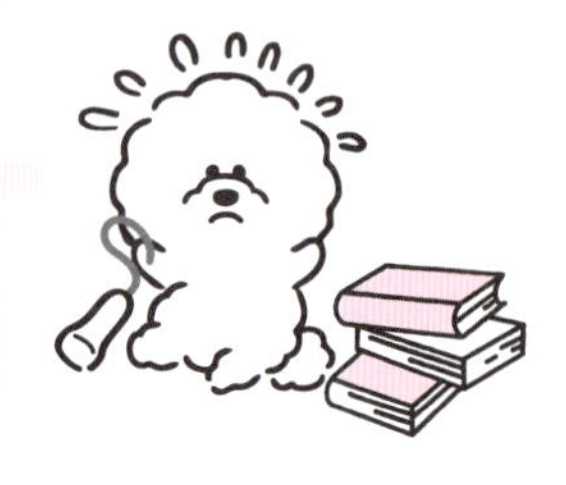

左室流出路血流と心拍出量

左室流出路血流の指標とは

ドプラエコーの所見として「左室流出路血流最大速度」が記載されていることがあります．合わせて「左室流出路血流速度波形」の「時間速度積分（TVI）」が記載されていることもあります．これらは左室（LV）からの血液拍出に関係した指標ですが，それだけでは心拍出量（CO）などの指標としては十分ではありません．

心拍出量の求め方

左室流出路血流速度は大動脈弁の少し手前の部分での血流速度を示します．時間速度積分は1心拍における速度の変化を面積で示したものです（文章で説明するよりも図1をみたほうがわかりやすいと思います）．時間速度積分と左室流出路（LVOT）の断面積をかけたものが1心拍の心拍出量（SV）

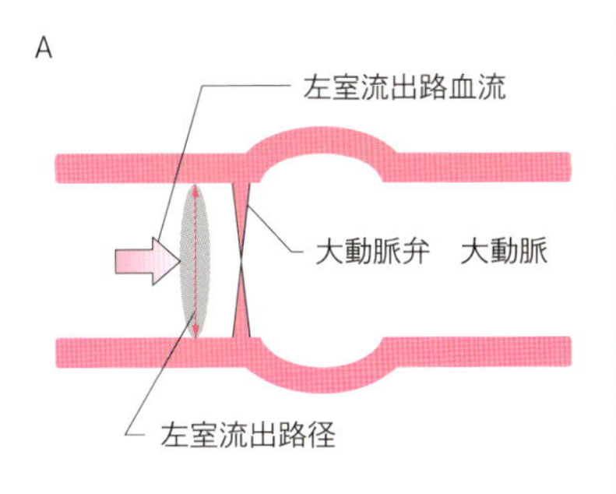

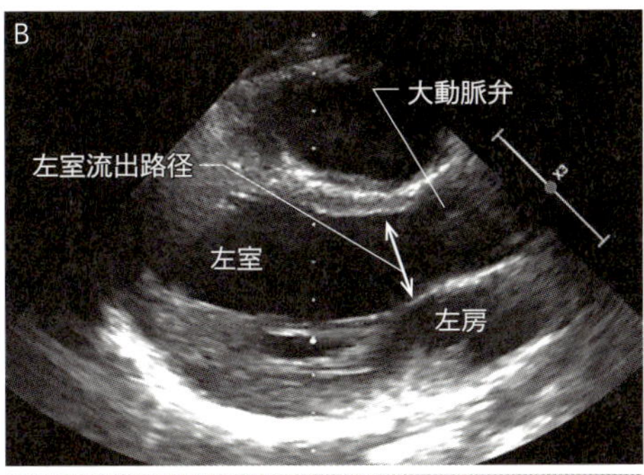

左室流出路断面積
= π ×(左室流出路径 /2)^2

1 回心拍出量 (mL)
= 左室流出路断面積
× 流出路血流時間速度積分

心拍出量 (mL/min)
= 1 回心拍出量 × 心拍数

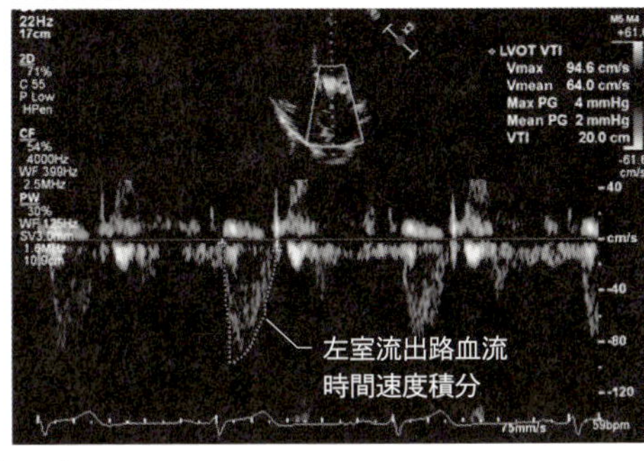

図 1　心エコー法による心拍出量の求め方
左室流出路の径から左室流出路断面積を求め，左室流出路血流速度波形の時間速度積分をかけて 1 回心拍出量を求めます．そこに心拍数をかけたものが心拍出量です．

となり，1 回心拍出量に心拍数をかけたものが心拍出量です．心拍出量を体表面積で割ったものが心拍出量係数（CI）です．

左室流出路の断面積は左室流出路の径から求められます（図 1A）．左室流出路の時間速度積分，左室流出路径，心拍数が計測されていれば心拍出量がわかり，所見に記載されていることもあります．ただし，心エコーの計測には誤差が少なくないため，計測によっては不正確な場合もあります．心エコーでの心拍出量は絶対的なものと考えず，臨床経過やほかの指標と合わせて考えるようにしましょう．

左室流出路血流速度波形の時間速度積分は心拍出量の指標か

心拍出量ほど正確ではありませんが，左室流出路血流速度波形の時間速度積分のみでもある程度の心拍出の指標になります．正常での時間速度積分は 18 cm 以上とされています（日本人では 16 cm 以上とすることもあります）．

それより著しく小さい場合は心拍出量低下の可能性を考えます．ただし左室流出路血流速度波形を正しく計測するには注意が必要であり，不正確な計測では過小評価されます．通常の検査所見ではあくまで参考程度に考えたほうがよいかもしれません．

なお，左室流出路血流の最大速度は心拍出量を示す指標ではありません．最大速度単独ではあまり意味がありませんが，大動脈弁狭窄症（AS）の評価を行うときに大動脈弁を通過する速度と組み合わせて重症度の指標を求めるために使われます．

実際の検査所見をみてみましょう

労作時の息切れなどの症状を訴えている心筋症症例の患者さんです（表1）．左室駆出率（EF）は39％であり，左室駆出率の低下した心不全（HFrEF）と考えられます．しかしドプラエコーで左室流出路の血流を計測して求めた1回心拍出量，心拍出量，心拍出量係数はいずれも正常で，心臓の血液拍出は保たれています．この症例は左室拡張能低下，肺高血圧を示しており，左室駆出率の低下した心不全でも心拍出量よりも拡張能低下が心不全症状に関連した病態であると考えます．

表1　心エコー図検査所見

LV outflow	
LVOT velocity	1.13 m/s
TVI	23.0 cm
LVOT 径	21.4 mm
SV	82.7 mL
CO	6.2 L/min
CI	3.9 L/min/m^2

LV：左室，LVOT：左室流出路，TVI：時間速度積分，SV：1回心拍出量，CO：心拍出量，CI：心拍出量係数．

03

左室拡張能とは何か①

ポイント！

左室拡張能の評価が容易にできることが，ほかの画像診断に対する心エコーの大きな利点の一つです．ただ左室拡張能は収縮能に比べてわかりにくい概念です．ここでは左室拡張能の基本的な説明のみを行います．少しむずかしく思われるかもしれませんが，大切なところなので頑張ってついてきてください．

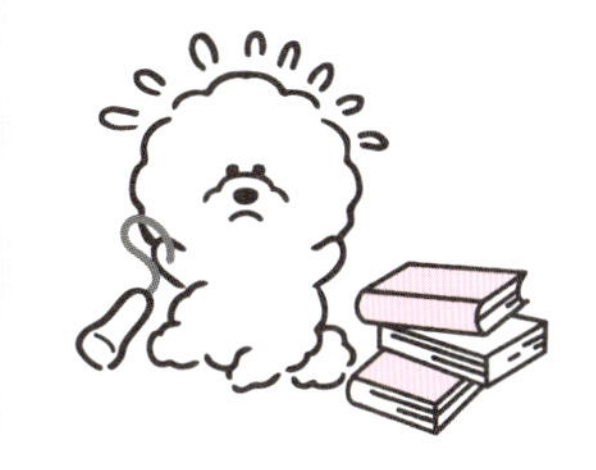

心エコーの大きな目的の一つが心臓の拡張能を評価することです．いろいろな画像診断法がありますが，日常臨床で容易に拡張能を評価する方法としては心エコーの右にでるものはありません．心エコーの検査所見においても左室拡張能の評価は大きな部分を占めます．その一方で，左室拡張能は収縮能よりも複雑でわかりにくいところがあります．

ここでは心エコーを読むのに必要な左室拡張能についての知識を簡単にまとめます．

左室の圧の変化を理解しましょう

左室拡張能を考えるときには1心拍の間に左室（LV）の圧がどのように変化するかを理解する必要があります．面倒な話かもしれませんが，ここは大切な点ですので頑張って理解しましょう．

収縮期：僧帽弁閉鎖から大動脈弁閉鎖まで

図1に，心周期における血液の流入過程を示します．拡張末期に僧帽弁

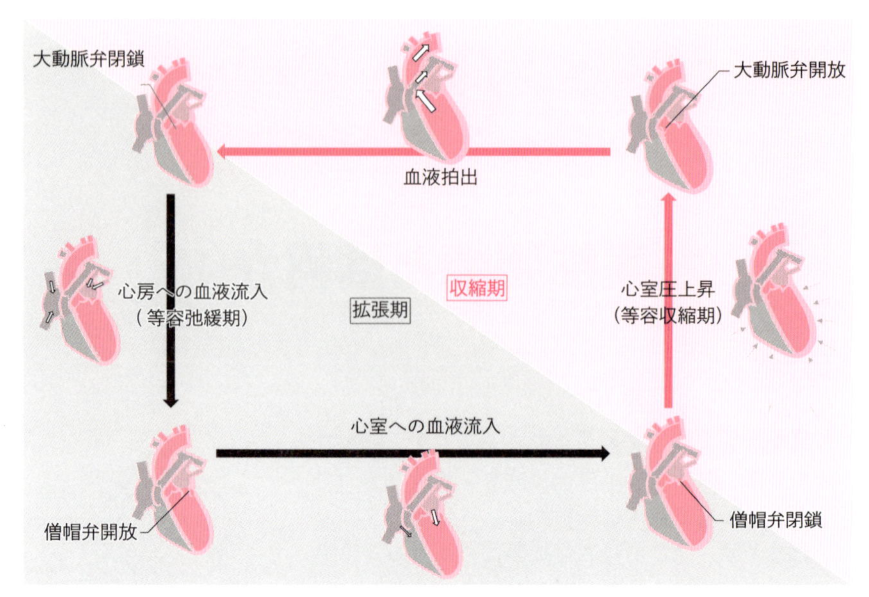

図1　心周期における血液流入と収縮期・拡張期

が閉鎖した後，左室の心筋が血液の流入も流出もないまま収縮して左室の内部の圧を上げます．血液の流出入がないので容積は変わらず内圧だけが変化するので等容収縮期といいます．左室の内圧が大動脈の圧より高くなると，大動脈弁は開いて血液が拍出されます．すると左室内圧は下がり，大動脈圧より低くなると大動脈弁が閉まります．僧帽弁の閉鎖から大動脈弁の閉鎖までのこの部分が収縮期になります．

✓ 拡張期：大動脈弁閉鎖から僧帽弁閉鎖まで

収縮期が終わると拡張期になります．僧帽弁も大動脈弁も閉まったまま心筋が弛緩するので，容積の変化はなく左室内圧のみ低下します（等容弛緩期）．この間に肺循環から左房（LA）へも血液が流入します．左室内圧が左房圧よりも下がると，僧帽弁が開き血液が左室に流入します．血液流入で左室内圧が上がり，左房圧より高くなると僧帽弁が閉鎖し，拡張期が終わります．

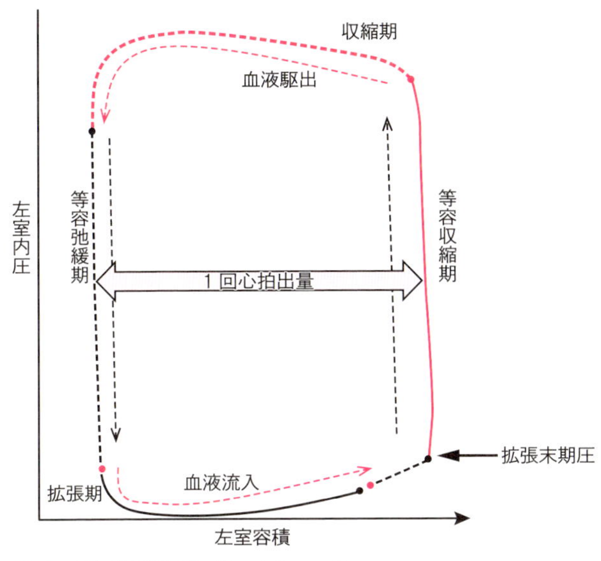

図2　圧-容積曲線（P-V ループ）

心周期における左室容積と左室内圧の変化.

圧-容積曲線

この心周期の変化を，横軸に左室容積，縦軸に左室内圧として示したものが圧-容積曲線（P-V ループ）です（図2）．心周期を圧の変化の観点からみたもので，その幅は1回心拍出量（SV）です．

04

左室拡張能とは何か②

ポイント！
左室の圧–容積曲線の話はややこしいかもしれませんが左室拡張能の基本になります．しかし，血流の速度を計測するドプラエコーでどのように左室拡張能を評価することができるのでしょうか．

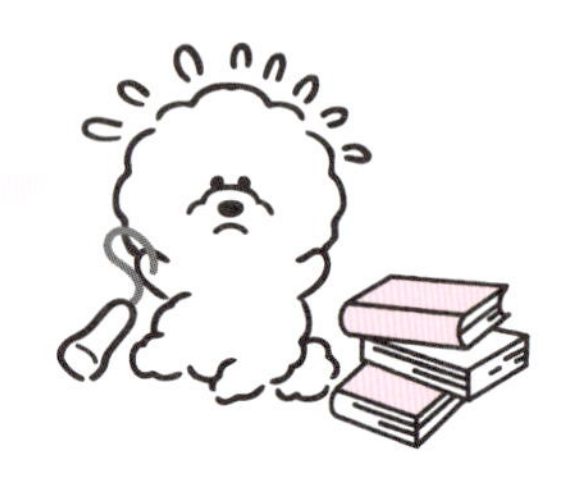

◆◆◆

ドプラエコーでは等容弛緩期の圧変化はわからない

左室拡張能は，左室（LV）が拡張するときに左室内圧がどれほど速やかに低下するかで評価します．**Part 2-B-03「左室拡張能とは何か①」の図1**（p. 66）では大動脈弁が閉鎖して僧帽弁が開くまでの等容弛緩期の圧変化の速さに相当します．この圧変化はカテーテルを使って左室内圧の変化を精密に計測することで評価できますが，この期間には心臓からの血液の流出入はないため，血流を計測するドプラエコーでは等容弛緩期の圧変化を知ることは不可能です．

左室拡張能の指標

そこで心エコーでは，等容弛緩期の時間を指標としたり，僧帽弁が開放してから閉鎖するまでの左室流入期における血流のパターンなどを指標としたりして，左室拡張能を評価することになります．

また，拡張能が低下すると左室拡張末期圧（これは右心カテーテルなどでの肺動脈楔入圧〈PCWP〉とほぼ同じです）は上昇するので，ドプラエコー

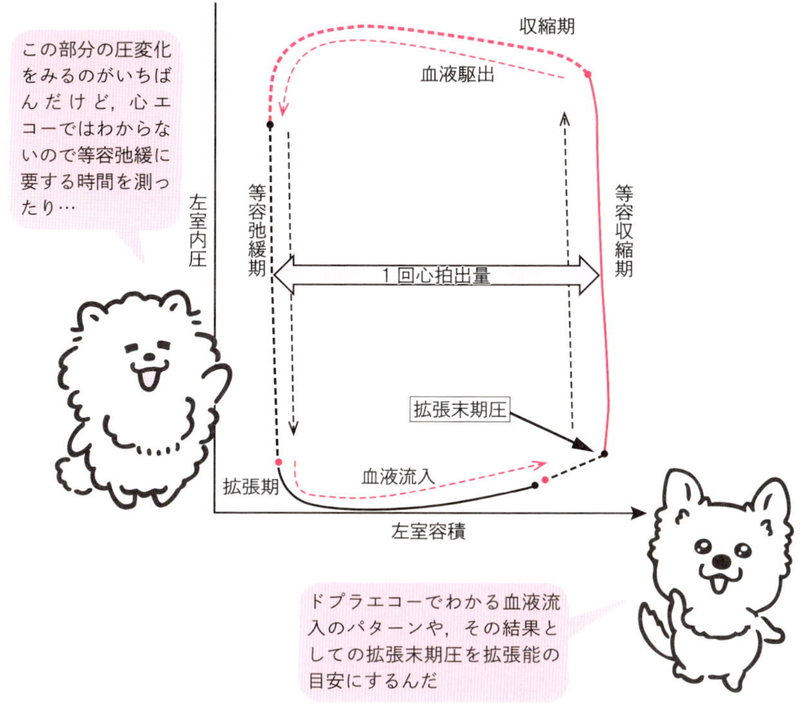

図1　心エコーでの拡張能評価

で推測される左室拡張末期圧の上昇があれば，左室拡張障害と診断します（図1）．

しかしながら，いずれの指標も左室内圧の変化を直接みているわけではなく，左室拡張能の変化をどの程度まで反映しているかが各指標の限界です．本書では，一般的に使われている拡張能の指標を取り上げていますが，実際にはそれだけで左室拡張能を十分に反映できる心エコー指標はなく，それらを組み合わせて左室拡張能を評価することになります．

05

心エコーで左室拡張能を評価する

ポイント！
少しむずかしい話が続きましたが，心エコーでの拡張能評価は，みるべき指標とその読み方がわかればそれほどむずかしいものではありません．

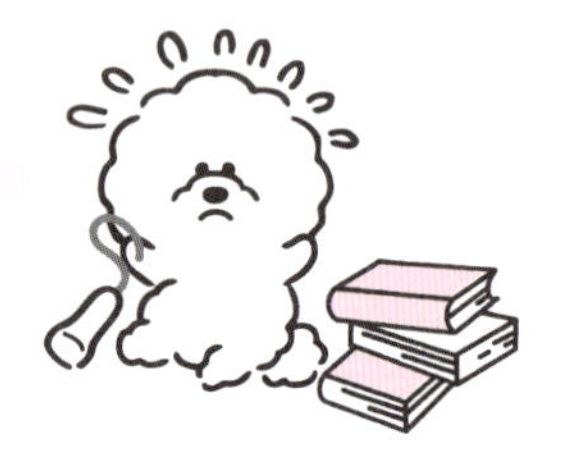

左室（LV）の拡張能は，①左室自体が能動的に拡張する作用と，②左室自体の固さの2つの因子が関係します．左室拡張能というと左室の固さを連想するかもしれませんが，左室の固さを心エコーで計測することは困難です．心エコーによる拡張能指標の多くは主に左室が能動的に拡張する力を反映するものです．収縮において短縮した個々の心筋が拡張期において自分の力で元の状態に戻るのが能動的な拡張であり，左室の弛緩とよばれます．左室の弛緩にはエネルギーが必要で，心筋はアデノシン三リン酸（ATP）を消費します．

左室拡張能の評価に使われる4つの指標

心エコーでの左室拡張能の評価には主に，①左室流入血流速度波形におけるE波およびA波，②心筋ドプラのe' 波速度（およびE/e'），③三尖弁逆流波形における最大圧較差，④左房容積係数（LAVI）の4つが使われます．

左房容積係数については，**Part 2-A-06「左房の大きさ」**（p. 34〜36）でも説明していますが，上記の4つの指標の読み方について述べ，4つの指標から左室拡張能異常をどのように評価するかをまとめます．

06

左室流入血流の E/A 比

ポイント！

僧帽弁を通過する血流（左室流入血流）の速度から求める E/A 比は左室拡張能の評価としてよく知られています．しかし，原理的に大きな限界があり，これのみで左室拡張能がすべて評価できるわけではありません．それでも拡張能評価の原点というべき指標であり，E/A 比の理解なしには拡張能評価は理解できません．

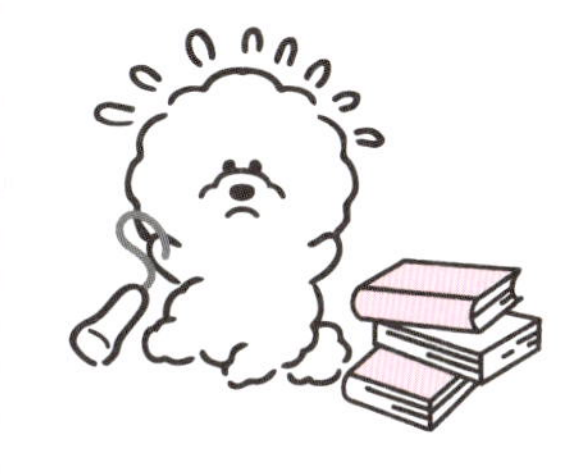

◆ ◆ ◆

左室拡張障害の基本指標“ E/A”

心エコーでの左室拡張能評価の基本となるのが左室流入血流速度波形の E 波，A 波の比 E/A です．

洞調律の症例で，ドプラエコーを使って左房（LA）から左室（LV）へ流入する血流の速度波形を僧帽弁の部位で計測すると，2 つの波からなる二峰性の形になります．最初の波を E 波，あとの波を A 波とよびます．

Column

E 波と A 波の名前の意味

- 左室流入血流速度波形の E 波という名前は拡張早期（early diastole）に，A 波という名前は心房（atrium）に由来します．
- また，E 波と A 波の最大速度の比“E/A”は，口頭では，“E オーバーA”や“E バーA”などと発音されます．

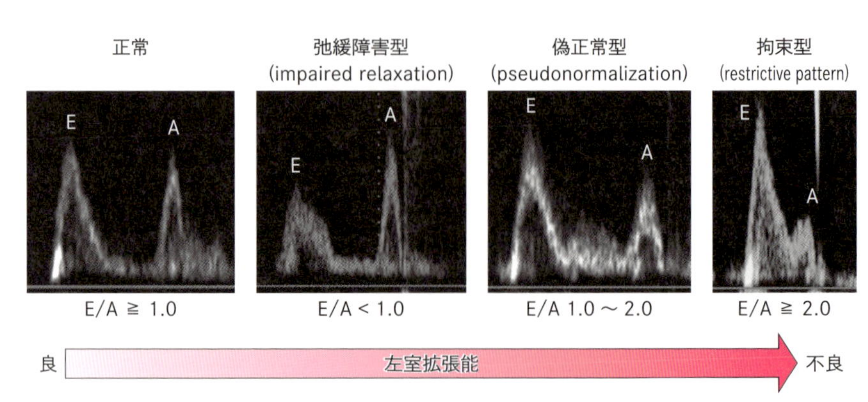

図 1　左室拡張能と E/A 比

正常では E/A 比は 1.0 以上ですが，左室弛緩能の低下に従って E/A はいったん < 1.0 に低下（弛緩障害型），拡張能がさらに低下すると E/A は上昇し偽正常型から拘束型へと二相性に変化します．

E 波は左室が拡張することによって左房から吸引される血流であり，A 波は最初の吸引後に左房内に残った血液を左房が収縮して左室へ送る血液です．

拡張能障害の進行により E/A は，正常型→弛緩障害型（impaired relaxation）→偽正常型（pseudonormalization）→拘束型（restrictive pattern）へと変化していきます．この関係を示したのが図 1 です．

弛緩障害型

2 つの波の関係は両者の最大速度の比，E/A で表します．正常の心臓では E 波は A 波より高くなり，E/A は 1 より大きくなります．左室の拡張能（あるいは弛緩能）がいろいろな原因で低下すると，左室が左房から血液を吸引する力が弱くなり，E 波は小さくなります．その分だけ左房内に残る血液量が増えて A 波は大きくなり，E/A は 1 より小さくなります．この状態を「弛緩障害型（impaired relaxation）」とよびます．この段階では左房圧の上昇は認められません．

ただし，心疾患がなくても年齢とともに E/A は低下していきます．若年者での E/A ＜ 1.0 は何らかの病因による弛緩能の低下を示すと考えられますが，高齢者では E/A ＜ 1.0 を示すことが多く，むしろ E/A ＜ 1.0 のほうが一般的です（ただし，すべての高齢者が E/A ＜ 1.0 となるとは限らず，高齢者でも正常型と考えられる方もいらっしゃいます）．

偽正常型

左室の拡張能がさらに低下すると左房の圧が上昇していきます．左房圧が上昇すると僧帽弁が開いたときの左室と左房の間の血圧差がより大きくなり，左室に吸入される E 波の速度は速くなります．そのため E/A 比は再び 1 より大きくなります．E/A が 1 より大きいという点で正常波形に似ているため，拡張障害で E/A が 1 より大きい状態を「偽正常型（pseudonormalization）」とよびます．

拘束型

さらに，拡張能が低下すると E 波はより高くなります．左房圧が正常範囲を超えて上昇し，E/A が 2 以上になったときの波形を「拘束型（restrictive pattern）」とよびます．拘束型の波形は拡張障害の進行により拡張期の左房圧が上昇していることを強く意味します．左房圧の上昇は，そのまま肺動脈圧上昇につながり，肺うっ血を生じます．

E/A の問題点

E/A は左室拡張障害の指標として最もよく使われている基本の指標ですが，大きな問題点があります．弛緩能の低下に伴う E/A の変化が二相性であるため，E/A が 1 より大きい場合，それが正常なのか偽正常型なのかが E/A の値をみているだけでは鑑別ができません．心臓に問題のない若年者であれば E/A≧1 は正常で，高齢の心不全症例であれば偽正常型と判断できるでしょうが，心疾患のある若年者や健康にみえる高齢者では判断に悩むことも少なくありません．以前は主に肺静脈血流（PV flow）の速度波形から鑑別していました．最近では，後述の心筋の組織ドプラによる鑑別が主に行われます（**Part 2-B-08「組織ドプラ指標：e'，E/e'」**〈p. 77～79〉参照）．

心エコー所見のなかで，明らかな例以外では正常波形と考えるのか，偽正常型を疑うのかをはっきりと記載してくれていれば問題はありません．しかし，そうではない場合には読む側で判断するしかありません．その場合は，以下の順に判断するのがよいでしょう．

①患者の年齢，心疾患の程度，患者の症状（拡張能低下を疑わせるような，心不全所見の有無）などから臨床的に判断する．

②組織ドプラでの弛緩能の指標である e' 波速度（後述）が正常かそれに近いなら正常波形の可能性が高い．

③左室拡張能に関係するほかの心エコー指標をみる（肺静脈血流速度波形など）．慢性心疾患を疑う場合は左房の拡大がある場合は，拡張能低下の可能性が考えられます（ただし，心房細動例や僧帽弁疾患例は除く）．

④ **Part 2-B-09「心エコーによる左室拡張障害の診断」**（p. 80〜88）のフローチャートによる拡張能障害の診断に重きを置き，E/Aの分類にあまりこだわらない．

07

左室流入血流のその他の指標

ポイント！

E/A 比は左室拡張能評価の基本ですが，左室流入血流の速度波形にはそれ以外の有用な指標が含まれています．常に報告されている割にはあまり使われてないような気がする指標で，不憫な気もしますが….

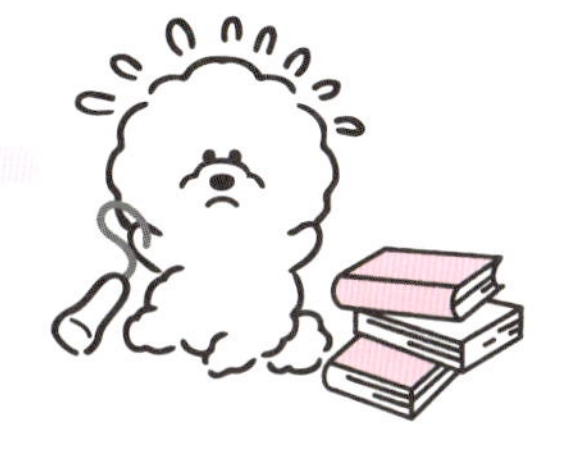

◆◆◆

E 波の減速時間と等容弛緩時間

左室流入血流速度波形の項目にはE波，A波速度以外にDcT（DT），IVRT（IVR）などと書かれているかと思います．DcTは，E波の減速時間のことで，E波が頂点から減衰して速度が0になるまでの時間です．等容弛緩時間（IVRT）は，大動脈弁が閉鎖してから僧帽弁が開放して左室（LV）へ血流が流入するまでの時間で，ほぼ等容弛緩期の時間に一致します．これらも拡張能の指標となるものですが，正常値がやや曖昧であることなどよりこれだけで拡張能の指標とすることは少ないかと思います（図1）．

なお，A波は心房収縮によるものであるため，心房の収縮がない心房細動ではA波は認められず，E/A比を求めることはできません．検査所見としてはE波速度と減速時間（DcT）が記載されますが，等容弛緩時間は一定しないため記載されません．心房細動では拡張能とは必ずしも関係なく左房（LA）の拡大も生じており，心房細動例での拡張能評価は困難で，今でも議論の的となっています．

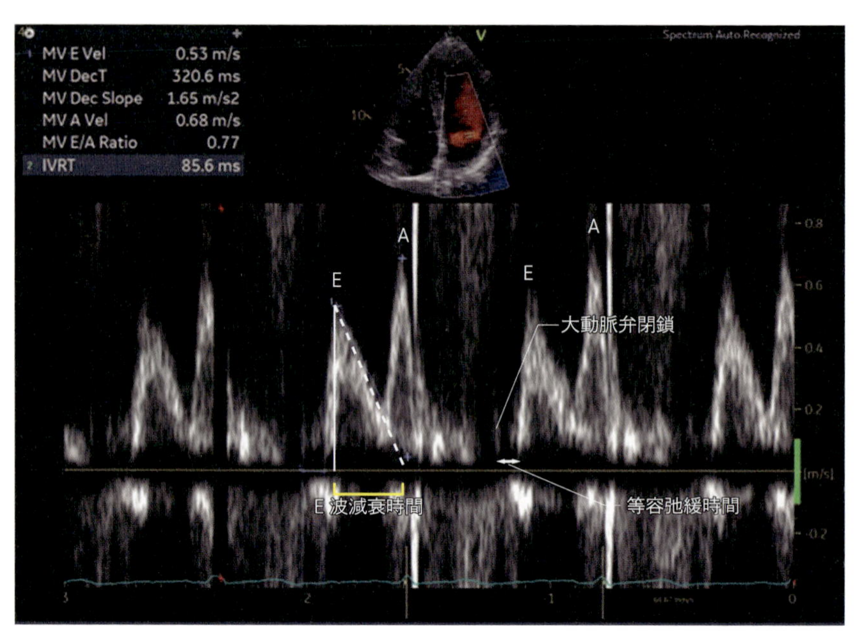

図 1　左室流入血流速度波形

E 波において速度が最大から 0 cm/s まで減衰する時間が E 波の減衰速度です．大動脈弁が閉鎖してから E 波の波形が始まる（左室への血液流入が始まる）時点までの時間が等容弛緩時間です．

08

組織ドプラ指標：e’，E/e’

ポイント！

E/A と並んで e’ 波速度や E/e’ 比は左室拡張能評価のための基本的な指標です．簡単に計測できて，E/A 比のような二相性を示すことがない，さらに異常のカットオフ値がはっきり決められているのも使いやすい理由の一つです．

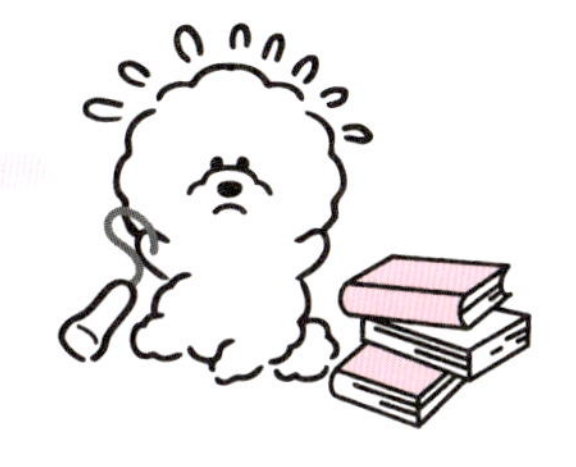

組織ドプラとは

組織ドプラは血流の速度ではなく，収縮期・拡張期に心筋組織が移動する速度をドプラエコーで表示するものです．血流に比べて心筋が収縮・拡張時に動く速度は 10～20 cm/s 以下と血流に比べると非常に遅く，このような遅い速度成分のみを検出するようにしたものが組織ドプラです．E/A などのほかの拡張指標が速度によって心臓の拡張性を間接的に評価するのに対し，組織ドプラは心筋が拡張する速さを直接計測します．

e’ 波速度

組織ドプラでは，心室のある部位が拡張するときに動く速さを計測し，拡張能の指標とします．拡張能評価には僧帽弁弁輪の動きを用います．拡張期の僧帽弁弁輪の動きは洞調律では左室流入血流速度波形と同じく二峰性を示し，最初の波を e’ 波，あとの波を a’ 波とよび，e’ 波の速度が左室弛緩能の指標となります（図 1）.

基本的に，e’ 波速度は僧帽弁弁輪の中隔側（medial）と側壁側（lateral）の 2 か所で計測します．ただし，どちらか一方（多くの場合は中隔側）のみ

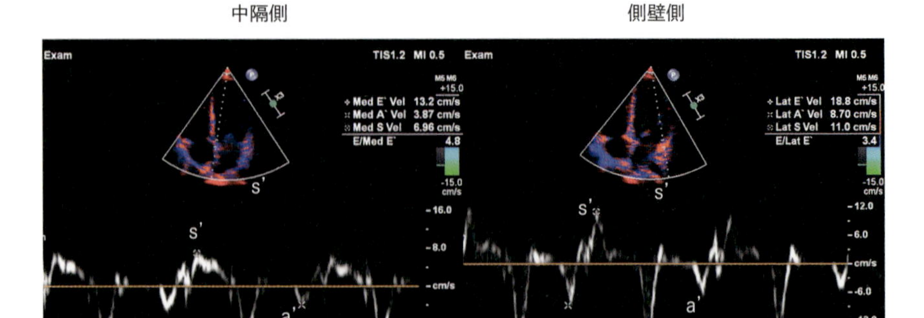

図1　組織ドプラによる僧帽弁弁輪移動速度
側壁側のほうが中隔側より各速度は大きい.

を計測していることもあり，注意が必要です．また，片方のみで計測しても記載していない例もあるので注意が必要です（不明な場合は検査部門に確認しましょう）.

一般に，e' 波速度は側壁側のほうが速度が大きく，中隔側で 8 cm/s 以上，側壁側で 10 cm/s 以上を正常と考えます．弛緩能が低いほど e' 波速度は低下し，E/A と異なり直線的に低下します．したがって，E/A のように偽正常型などで悩むことはありません．心筋そのものの動きをみているので，心外膜疾患などでは左室（LV）としての拡張能は低下していても，心筋に病変が波及していない場合は e' 波速度は保たれます.

ただし，e' 波速度の計測では超音波の方向などにより誤差が生じる可能性があり，e' 波速度が正常以下であるとしても，すぐに左室拡張障害とはいえません．E/A なども含めた複数の指標から総合的に判断を行う必要があり，**Part 2-B-09「心エコーによる左室拡張障害の診断」**（p. 80〜88）のフローチャートによる左室拡張障害の診断はその一例です.

E/e' と左室拡張末期圧

左室流入血流速度波形の E 波速度 E を e' 波速度 e' で割った E/e' は左室拡張末期圧と相関し，非侵襲的な左室拡張末期圧の指標としてよく使われます（左室拡張末期圧は左室充満圧ともよばれます）．中隔と側壁の E/e' の平均を指標とし，**平均 E/e' が 8 未満では左室拡張末期圧（≒肺動脈楔入圧**

〈PCWP〉）の上昇はなく，14 より大きければ左室拡張末期圧が上昇しているとされます．8〜14 の間はグレーゾーンであり，ほかの指標と合わせて考えます．中隔側と側壁側の 2 か所の平均を取るのが基本ですが，中隔側の E/e' のみを使うときは 15，側壁のみでは E/e' 13 より大きい場合を左室拡張末期圧上昇と考えます．

E/e' は血行動態を考えるうえで非常に有用で，e' 波速度単独よりも広く使われます．ただし，E 波，e' 波が正しく計測されていない場合には不正確になるので，E/e' の値を盲信するのは危険です．また，僧帽弁の変性例や弁輪石灰化（MAC）が存在する症例，僧帽弁閉鎖不全症（MR），僧帽弁手術後やペースメーカー挿入例などでは左室拡張末期圧上昇を正しく反映しないことがあります．また，正常心では E/e' と左室拡張末期圧はあまり相関しないともいわれています．このような限界があることを知ったうえで，E/e' を正しく評価することで病態を評価することができます．なお心房細動症例でも E/e' の高値は左室拡張末期圧を示すと考えられます．

a' 波速度と s' 波速度

なお，a' 波速度は心房の収縮機能を示唆するものと考えられていますが，臨床的にはあまり用いられません．収縮期には s' 波とよばれる e' 波，a' 波と逆方向の速度波形を認め，長軸方向ストレインと同じく左室の心尖方向への収縮を示します．ただし，e' 波速度と同様に心臓と超音波の方向の間の角度に影響を受けるため左室長軸ストレイン（GLS）のほうがすぐれています．

Column

e' 波と a' 波の読み方

- 僧帽弁弁輪移動速度における e 波，a 波という名前は，左室流入波形と同じく，それぞれ拡張早期（early relaxation），心房（atrial）に由来します．左室流入波形の E 波, A 波と区別するために“ '（アポストロフィー）”を付け，それぞれ“イープライム”，“エープライム”と読みます．
- E/e' は“イーオーバーイープライム”，または“イーバーイープライム”と読みます．

09

心エコーによる左室拡張障害の診断

ポイント！

心エコーでの左室拡張能障害の診断は一つの指標にのみ頼るのではなく，複数の指標を組み合わせて行います．そのためには便利な診断フローチャートが準備されています．どのような症例に対して，どのような指標で診断するかをみていきましょう．

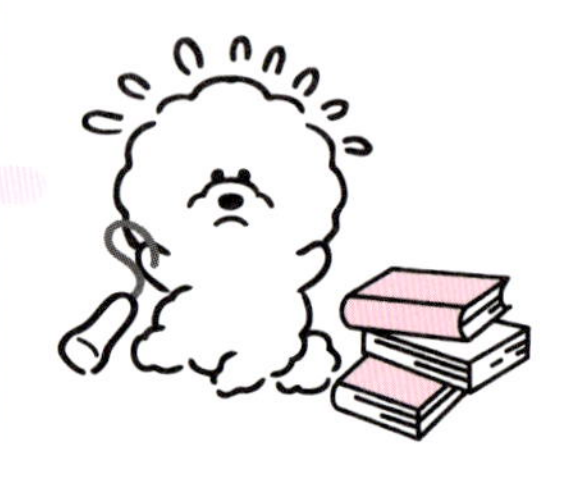

フローチャートによる左室拡張障害の診断

心エコーでの左室拡張障害を示す指標は，今ではあまり使われなくなった指標も含め，いくつも提唱されてきました．複数の指標があるということは，1つで診断できる決定的な指標はないことを意味します．ですから，複数の指標を組み合わせて評価するのが妥当とされます．組み合わせとしてはアメリカ心エコー図学会（ASE）のガイドライン[1)]によるものがよく用いられます．

左室拡張障害の診断のためには主に以下の4つの指標が使われます．

①平均 E/e' ＞ 14

②中隔 e' 波速度＜ 7 cm/s または側壁 e' 波速度＜ 10 cm/s

③三尖弁閉鎖不全症の最大血流速度（TR-PV）＞ 2.8 m/s

④左房容積係数（LAVI）＞ 34 mL/m^2

必要に応じて左室流入波形の E 波速度および E/A も使います．

ガイドライン[1)]では左室駆出率（EF）が正常の場合（≧50 %）と低下している場合（＜ 50 %）に分けて異なったフローチャートで診断します．

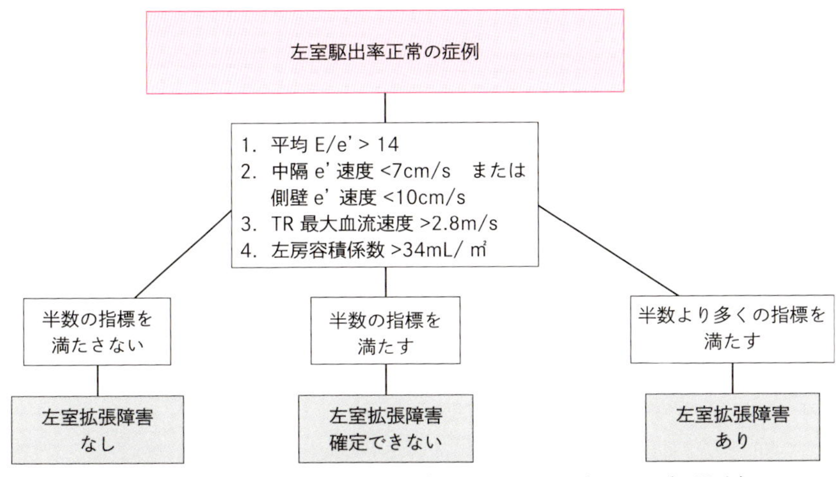

図1 左室拡張障害の診断（左室駆出率が保たれている〈≧ 50 %〉場合）
〔Nagueh SF, et al.: Recommendations for the Evaluation of Left Ventricular Diastolic Function by Echocardiography: An Update from the American Society of Echocardiography and the European Association of Cardiovascular Imaging. J Am Soc Echocardiogr 2016; 29: 277-314 より作成〕

左室駆出率が保たれている場合

左室駆出率が保たれている場合は，前述の①〜④の指標を使って図1[1)]のように評価します．三尖弁閉鎖不全（TR）がない症例ではその他の3つの指標で判定します．計測可能な指標の半数以上を満たせば左室拡張障害あり，半数の指標を満たさなければなしとします．半数を満たした場合には診断確定できません．その場合は臨床症状などを含め総合的に判断します．また，図1[1)]のフローチャートは，一般的な基準であり，高齢者などでは過大評価になる可能性があります．

実際の検査所見をみてみましょう①

心不全入院を繰り返している患者さんです（表1）．左室駆出率は72 %と正常で，左室駆出率が保たれた心不全（HFpEF）と考えられます．

この症例では平均 E/e' は13.3と左室拡張障害の条件を認めませんが，e' 波速度は中隔で2.9 cm/s，側壁で4.1 cm/sと低値，三尖弁閉鎖不全の最大速度 3.1 m/s，左房容積係数 50.7 mL/m^2 と 3 項目を満たしますので，左室拡張障害と考えます．

表1　心エコー図検査所見

Dimension	
LVDd	40 mm
LVDs	24 mm
IVST	9 mm
PWT	10 mm
EF	72 %
FS	40 %

LA volume	
LA 径	31 mm
LAV	66.4 mL
LAVI	50.7 mL/m^2

LV inflow	
E velocity	0.45 m/s
A velocity	0.81 m/s
E/A	0.56
DcT	224 ms

TDI	Septal	Lateral	Average
e’	2.9 cm/s	4.1 cm/s	3.5 cm/s
a’	5.3 cm/s	6.1 cm/s	5.7 cm/s
s’	4.7 cm/s	6.6 cm/s	5.7 cm/s
E/e’	15.5	11	13.3

TR	
TR	2/4
TR peak velocity	3.1 m/s
TR-PG	39 mmHg

LVDd：左室拡張末期径，LVDs：左室収縮末期径，IVST：心室中隔壁厚，PWT：左室後壁壁厚, EF：左室駆出率, FS：左室内径短縮率, LA：左房, LAV：左房容積, LAVI：左房容積係数，DcT：減速時間，TR：三尖弁閉鎖不全，PG：圧較差.

左室駆出率が低下している場合

左室駆出率が低下している場合は少し複雑です（図 2）[1]．左室拡張障害は“ある”“なし”ではなく，グレード I～III の程度評価とします．まず，E 波速度や E/A で判断し，E 波速度が 50 cm/s と小さく，E/A≦0.8 のときは左房圧（左室充満圧）の上昇はなくグレード I とされます．一方で，E/A が 2 以上の拘束型を呈する場合は高度の左室充満圧上昇が疑われ，ほかの指標を顧みずともグレード III とされます．それ以外の場合は，前述の 4 条件のうち，①，③，④を採用し，計測できたものの 2 つまたは 3 つが条件を満たせば左室充満圧上昇がある可能性があり，グレード II の左室拡張障害とされます．

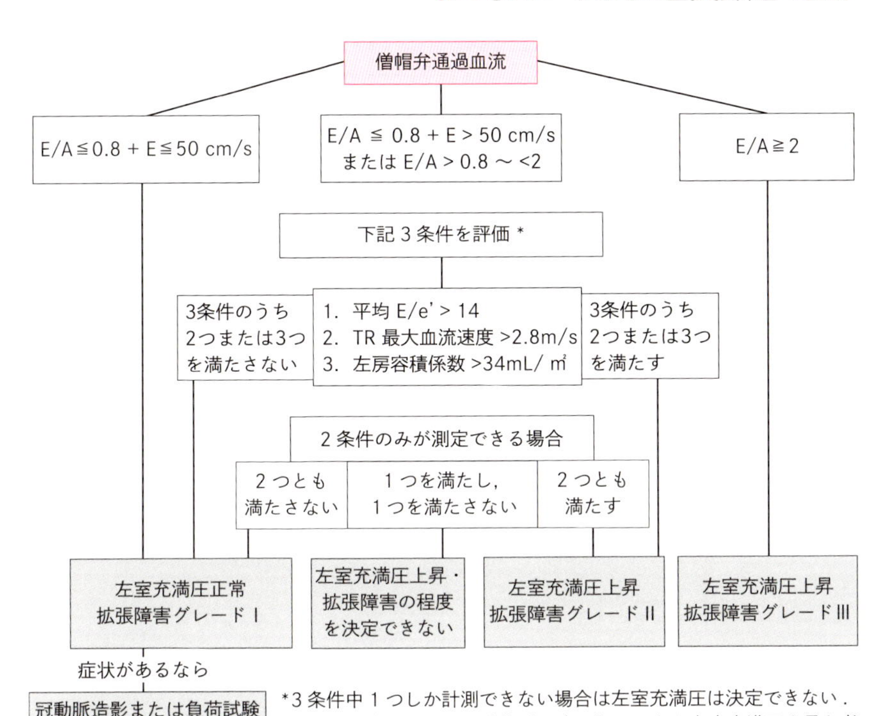

図 2　左室拡張障害の診断（左室駆出率が低下している〈< 50 %〉場合）

〔Nagueh SF, et al.: Recommendations for the Evaluation of Left Ventricular Diastolic Function by Echocardiography: An Update from the American Society of Echocardiography and the European Association of Cardiovascular Imaging. J Am Soc Echocardiogr 2016; 29: 277-314 より作成〕

実際の検査所見をみてみましょう②

・症例 1（表 2）は，陳旧性前壁梗塞症例です（中隔壁厚が薄いのはそのためです）．左室駆出率は 34 % と低下，E/A は 1.0 以下の弛緩障害型です．左房容積係数は 42.4 mL/m^2 と拡大していますが，TR-PV 2.06 cm/s，E/A 11.2 と 3 つの基準のうち 1 つしか満たしませんのでグレード I の左室拡張障害で左室充満圧の上昇はないと考えます．

表 2　心エコー図検査所見

症例 1

Dimension	
LVDd	48 mm
LVDs	39 mm
IVST	6 mm
PWT	9 mm
EF	34 %
LA volume	
LA 径	35 mm
LAV	56.0 mL
LAVI	42.4 mL/m^2

LV inflow			
E velocity	0.51 m/s		
A velocity	0.98 m/s		
E/A	0.52		
DcT	190 ms		
TDI			
	Septal	Lateral	Average
e'	5.1 cm/s	4.1 cm/s	4.6 cm/s
a'	9.0 cm/s	9.8 cm/s	9.4 cm/s
s'	4.7 cm/s	6.9 cm/s	5.8 cm/s
E/e'	10.0	12.4	11.2
TR			
TR	1/4		
TR peak velocity	2.03 m/s		
TR-PG	16 mmHg		

LVDd：左室拡張末期径，LVDs：左室収縮末期径，IVST：心室中隔壁厚，PWT：左室後壁壁厚, EF：左室駆出率, LA：左房, LAV：左房容積, LAVI：左房容積係数, DcT：減速時間，TR：三尖弁閉鎖不全，PG：圧較差．

・症例 2（表 3）も陳旧性心筋梗塞症例で，左室駆出率は 38 % と低下しています．E/A は 0.62 で，左房容積係数 34.5 mL/m^2 と拡大，E/e’ も 15.9 と高値です．TR-PV は 2.07 m/s と基準を満たしませんが，3 つのうち 2 つを満たしますのでグレード II の左室拡張障害と診断されます．

表 3　心エコー図検査所見

症例 2

Dimension	
LVDd	57 mm
LVDs	46 mm
IVST	7 mm
PWT	8 mm
EF	38 %
LA volume	
LA 径	40 mm
LAV	53.5 mL
LAVI	34.5 mL/m^2

LV inflow			
E velocity	0.73 m/s		
A velocity	1.17 m/s		
E/A	0.62		
DcT	176 ms		
TDI			
	Septal	Lateral	Average
e’	4.6 cm/s	4.6 cm/s	4.6 cm/s
a’	11.5 cm/s	14.5 cm/s	13 cm/s
s’	4.6 cm/s	5.9 cm/s	5.3 cm/s
E/e’	15.9	15.9	15.9
TR			
TR	1/4		
TR peak velocity	2.07 m/s		
TR-PG	17 mmHg		

LVDd：左室拡張末期径，LVDs：左室収縮末期径，IVST：心室中隔壁厚，PWT：左室後壁壁厚, EF：左室駆出率, LA：左房, LAV：左房容積, LAVI：左房容積係数, DcT：減速時間，TR：三尖弁閉鎖不全，PG：圧較差.

・症例 3（表 4）は，心不全症例で左室駆出率は 25 % と高度に低下しています．左室流入波形の E/A が 2.22 と拘束型を示していますので，この項目のみでグレード III の左室拡張障害と診断されます．

表 4　心エコー図検査所見

症例 3

Dimension	
LVDd	56 mm
LVDs	53 mm
IVST	6 mm
PWT	6 mm
EF	25 %
LA volume	
LA 径	46 mm
LAV	125 mL
LAVI	92.6 mL/m^2

LV inflow			
E velocity	0.60 m/s		
A velocity	0.27 m/s		
E/A	2.22		
DcT	127 ms		
TDI			
	Septal	Lateral	Average
e'	2.5 cm/s	3.6 cm/s	3.2 cm/s
a'	3.0 cm/s	2.8 cm/s	2.9 cm/s
s'	2.6 cm/s	2.6 cm/s	2.6 cm/s
E/e'	24.0	15.8	19.9
TR			
TR	3/4		
TR peak velocity	2.96 m/s		
TR-PG	35 mmHg		

LVDd：左室拡張末期径，LVDs：左室収縮末期径，IVST：心室中隔壁厚，PWT：左室後壁壁厚, EF：左室駆出率, LA：左房, LAV：左房容積, LAVI：左房容積係数, DcT：減速時間，TR：三尖弁閉鎖不全，PG：圧較差．

・では，症例 4（表 5）はどうでしょうか．虚血性心筋症の症例で左室駆出率 35 % です．E/A は弛緩障害型で左房容積係数は 18.9 mL/m^2 で左房（LA）の拡大は認めません．しかし，E/e' は 14.7 と高値です．この症例では三尖弁閉鎖不全を認めませんでしたので，判断に使える 2 つのうち 1 つの基準のみを認めます．この症例ではフローチャートのみで拡張障害のグレードは判断できません．このような場合は症状も含めて総合的に病態を判断するべきでしょう．

表 5　心エコー図検査所見

症例 4

Dimension	
LVDd	47 mm
LVDs	40 mm
IVST	11 mm
PWT	12 mm
EF	35 %
LA volume	
LA 径	35 mm
LAV	36.7 mL
LAVI	18.9 mL/m^2

LV inflow			
E velocity	0.47 m/s		
A velocity	0.76 m/s		
E/A	0.62		
DcT	156 ms		
TDI			
	Septal	Lateral	Average
e'	2.9 cm/s	3.6 cm/s	3.3 cm/s
a'	6.7 cm/s	7.2 cm/s	7.0 cm/s
s'	6.8 cm/s	7.2 cm/s	7.0 cm/s
E/e'	16.2	13.1	14.7
TR			
TR	なし		
TR peak velocity	-		
TR-PG	-		

LVDd：左室拡張末期径，LVDs：左室収縮末期径，IVST：心室中隔壁厚，PWT：左室後壁壁厚，EF：左室駆出率，LA：左房，LAV：左房容積，LAVI：左房容積係数，DcT：減速時間，TR：三尖弁閉鎖不全，PG：圧較差．

左室駆出率が保たれた心不全の診断

図 1[1)]，図 2[1)] のフローチャートは完璧なものではありません．左室拡張障害と診断されても左房圧は上昇していない例などがあることも少なくありません．また，左室拡張障害の有無は左室駆出率が保たれた心不全の診断には必須ではなく，左室拡張障害が認められなくとも左室駆出率が保たれた心不全である症例もしばしば認めます．心エコーでの拡張機能評価は重要な指標ですが，こだわり過ぎないようにすることも大切です．

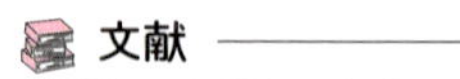

文献

1） Nagueh SF, et al.: Recommendations for the Evaluation of Left Ventricular Diastolic Function by Echocardiography: An Update from the American Society of Echocardiography and the European Association of Cardiovascular Imaging. J Am Soc Echocardiogr 2016; 29: 277-314

B ドプラエコーの指標：左室機能

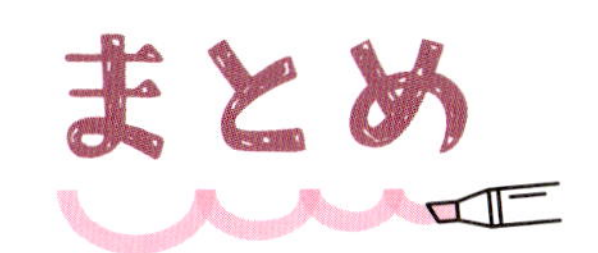

ドプラエコーによる左室機能評価について最低限知っておくべきポイントをまとめてみました.

左室流出路血流と心拍出量

- ドプラエコーで心拍出量を求めることができる
- 左室流出路時間速度積分（LVOT-TVI）：正常値は 16 cm 以上だが，計測が不正確なことも多く，それ以下でも必ずしも低心拍出量とはいえない

左室拡張能の評価

- 左室流入血流 E/A 比：拡張能低下により二相性の変化を示す
  - ・正常：E/A≧1.0
  - ・弛緩障害型（impaired relaxation）：E/A 1.0～2.0
  - ・偽正常型（pseudonormalization）：E/A≧1.0
  - ・拘束型（restrictive pattern）：E/A≧2.0

  （ただし，E/A 比は年齢とともに低下）
- e' 波速度（組織ドプラ）
  - ・正常値：中隔側≧8 cm/s，側壁側≧10 cm/s
- E/e'：左室拡張末期圧の指標
  - ・E/e'（平均値）＜ 8：左室拡張末期圧上昇なし
  - ・E/e'（平均値）＞ 14：左室拡張末期圧上昇

    ※中隔側のみでは≧15，側壁側のみでは≧13
  - ・E/e'（平均値）8～14：グレーゾーン
- 左室拡張障害の基準
  - ・E/e'（平均値）＞ 14
  - ・e' 波速度：中隔側＜ 7 cm/s，側壁側＜ 10 cm/s
  - ・三尖弁閉鎖不全最大血流速度（TR-PV）＞ 2.8 cm/s

・左房容積係数（LAVI）＞ 34 mL/m^2

- 左室駆出率（EF）正常例では，上記 4 基準のなかで計測できたものが
  - ・半数未満：左室拡張障害なし（左室充満圧正常）
  - ・半数より大きい：左室拡張障害あり（左室充満圧正常）
  - ・半数：判定できない
- 左室駆出率低下例（＜ 50 %）
  - ・**Part 2-B-09「心エコーによる左室拡張障害の診断」**（p. 80〜88）のフローチャートにより判定する

01

大動脈弁狭窄症の評価

ポイント！

いろいろな弁膜疾患の評価において，心エコーは中心的な役割を果たしています．まずは高齢化において症例数が増えたことに加え，経カテーテル的治療（TAVI）の普及もあって重要性がより増えている大動脈弁狭窄症の心エコーの見方を学びましょう．

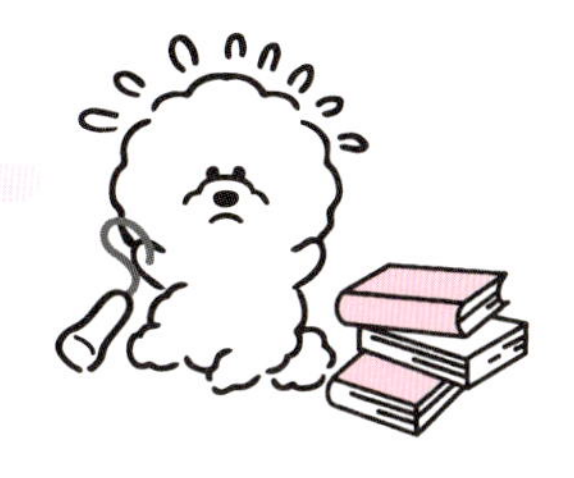

大動脈弁の狭窄症の原因としては，今日では加齢によるものがほとんどです．2D エコーで弁の性状を観察するとともに，ドプラエコーで大動脈弁の圧較差を評価することで重症度を評価します．

大動脈弁の構造

大動脈弁は右冠尖，左冠尖，無冠尖の3つの弁尖でできています（図1A）．右冠尖に対応する Valsalva 洞から右冠動脈，左冠尖側からは左冠動脈が出ており，無冠尖に対応する Valsalva 洞からは冠動脈がでないのでそうよばれています．先天的に大動脈弁が二尖しかない大動脈弁二尖弁もしばしば認められ，先天性心疾患のなかでは最も頻度の高いものになります．二尖弁は正常の弁に比べて石灰化をきたしやすく，大動脈弁狭窄症（AS）や大動脈弁閉鎖不全症（AR）を合併していることも少なくありません．

断層エコーでの大動脈弁の観察

断層エコーでは弁の石灰化の程度とともに，弁尖が三尖弁か二尖弁かをま

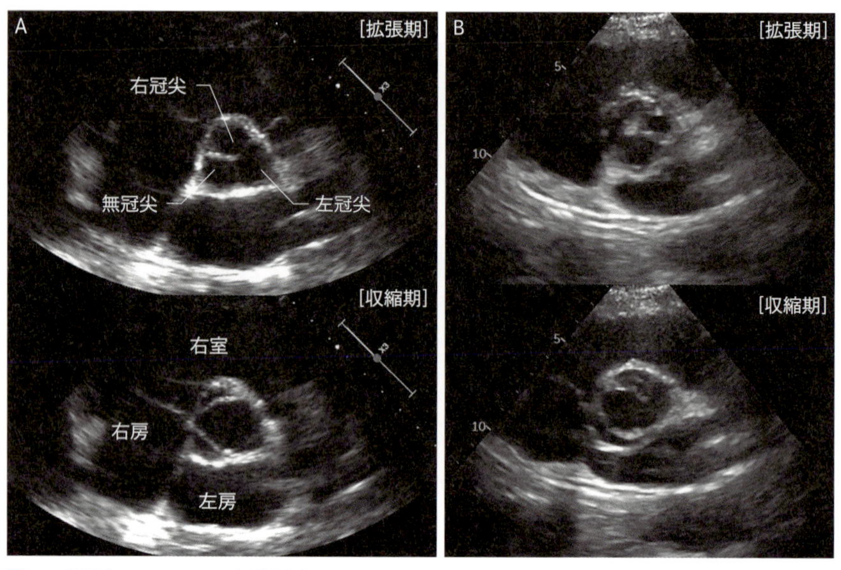

図1　断層エコーでの大動脈弁
A：正常大動脈弁．右冠尖，左冠尖，無冠尖の三尖で構成される．
B：大動脈弁二尖弁．
断層エコーでは大動脈を左室側からみている．

ず確認します．しかし，大動脈弁狭窄症では大動脈弁は高度の石灰化を呈するため，二尖弁との鑑別が困難なことも少なくありません．また，大動脈弁で収縮期に開く面積を大動脈弁の開口面積として計測することもあります（図2）．ただし，大動脈弁狭窄症の高度石灰化弁では，2Dエコーでは正確に計測することがむずかしく，実際にはドプラエコーを使って開口面積を評価します．

大動脈弁狭窄症の重症度評価

ドプラエコー法では左室流出路（LVOT）や大動脈弁を通過する血流速度などを計測し弁の圧較差などを求めます．求められる主な指標としては，①大動脈弁通過最大血流速度，②大動脈弁平均圧較差，③大動脈弁開口面積（AVA）などがあります．

これらの指標から大動脈弁狭窄症の重症度を判断します．表1[1)]に重症度の基準値を示します．

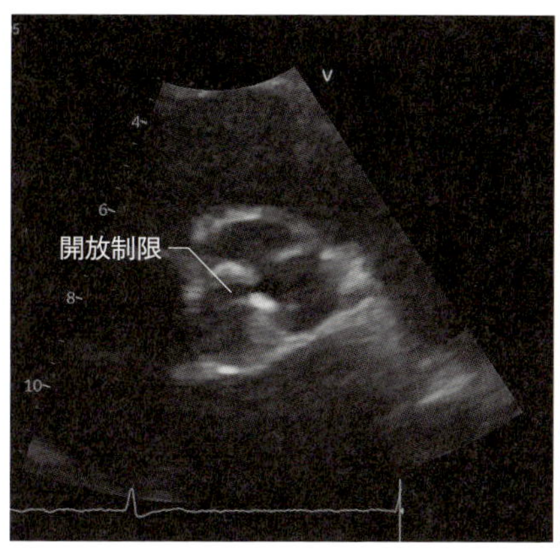

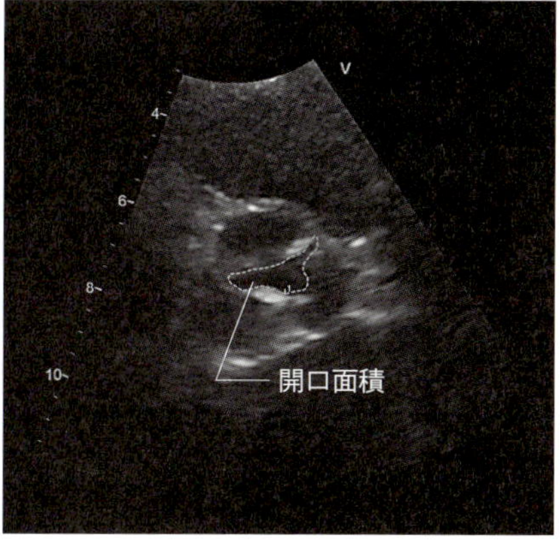

図 2　大動脈弁狭窄での開放制限

大動脈弁の変性により開放が制限されます．開口部に沿ってマニュアルでトレースして大動脈弁開口面積を求めます．

表 1　心エコーによる大動脈弁狭窄症の重症度評価

	大動脈弁硬化	軽症	中等症	重症
最大血流速度（Vmax）（m/s）	≦ 2.5	2.6 ～ 2.9	3.0 ～ 3.9	≧ 4.0
平均圧較差（mPG）（mmHg）	－	＜ 20	20 ～ 39	≧ 40
弁口面積（AVA）（cm^2）	－	＞ 1.5	1.0 ～ 1.5	＜ 1.0
弁口面積係数（AVAi）（cm^2/m^2）	－	＞ 0.85	0.60 ～ 0.85	＜ 0.6

〔日本循環器学会, 他：2020 年改訂版弁膜症治療のガイドライン. 2020　https://www.j-circ.or.jp/cms/wp-content/uploads/2020/04/JCS2020_Izumi_Eishi.pdf（2024 年 5 月 25 日閲覧）より作成〕

大動脈弁通過最大血流速度

大動脈弁の狭窄度が高いほど弁の前後の圧較差は大きくなります．簡易ベルヌーイ式でもわかるように，圧較差が大きいほど弁を通過する血流速度は速くなります．簡易ベルヌーイ式を使うことで最大血流速度から最大圧較差が求められますが，圧の計算をするときには速度を 2 乗するため，速度計測の誤差も 2 乗されて大きくなります．そこで一般には，最大血流速度を表記し，最大圧較差の記載は必要ないとされています．ただし，検査所見をわかりやすくするために最大圧較差の計算値を表記している場合もあります．最大血流速度が 4 m/s 以上で重症大動脈弁狭窄症とされます．

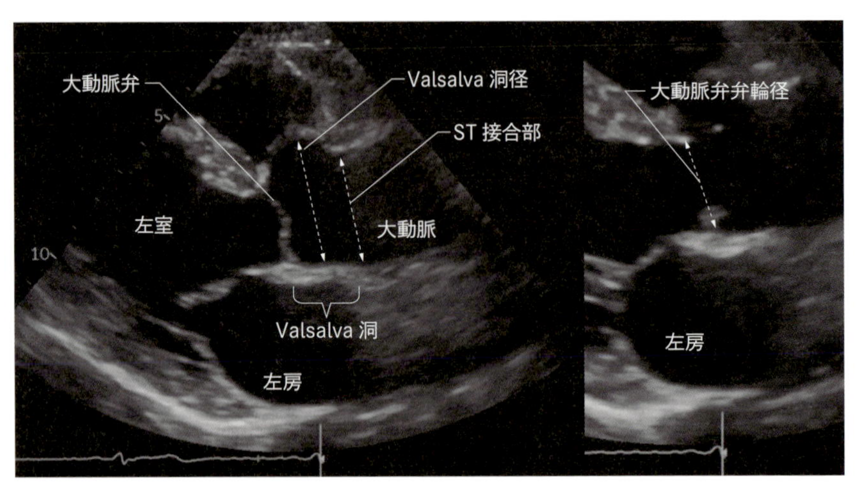

図 3　心エコーによる大動脈弁複合体の計測
大動脈弁弁輪径および Valsalva 洞，ST 接合部，上部大動脈の径を計測します．

大動脈弁平均圧較差

大動脈弁狭窄症では最大血流速度の評価だけでは重症度が正しく評価されない場合もあり，ほかの指標とも合わせて評価します．圧較差については最大圧較差のみならず，収縮期全体の平均圧較差を求めます．平均圧較差は 40 mmHg 以上を重症と評価します．

大動脈弁弁口面積

ドプラエコーでの圧計測より大動脈弁の弁口面積も求められます．ただし，これは 2D エコーなどでみられる解剖学的な弁口部位の面積ではなく，血流が実際に通過する部位の面積であり，有効弁口面積とよばれることもあります．また，大動脈弁の大きさは患者さんの体格に依存します（小柄な人はもともと弁が小さい）ので，それを補正するために弁口面積を体表面積で割った大動脈弁弁口面積係数（AVA index, AVAi）も求めます．大動脈弁弁口面積は 1.0 cm^2 未満を，弁口面積係数は 0.6 cm^2/m^2 未満を重症とします．

大動脈弁複合体の計測

外科的手術や経カテーテル大動脈弁人工弁置換術（TAVI）の必要性が考えられる症例では大動脈弁弁輪径も記載されています（図 3）．これらは人工弁のサイズを決定するのに必要な値です．大動脈弁尖，弁輪，Valsalva 洞，

ST 接合部（STJ；Valsalva 洞と上行大動脈の接合部），上行大動脈を合わせて大動脈弁複合体とよばれ，Valsalva 洞の径，ST 接合部の径も合わせて記載されます．

実際の検査所見をみてみましょう

高血圧症の患者さんで心雑音を指摘され，心エコーでの精査となりました．労作時の呼吸困難感などの症状はありません．所見では大動脈弁の弁葉は三尖認め，高度の石灰化を示し，開口制限と示されています（図 4）．

最大流速（peak velocity）3.27 m/s，平均圧較差（mean PG）23 mmHg で，ドプラエコーから求めた大動脈弁弁口面積 1.20 cm^2，体表面積で割った大動脈弁弁口面積係数（AVA index）は 0.85 cm^2/m^2 で，表 1 より中等度の大動脈弁狭窄症と診断されます．心不全の症状もなく，まだ手術適応ではないと判断しました．

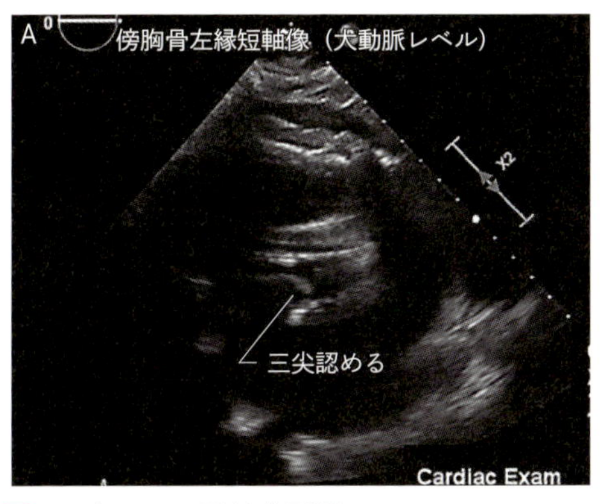

B

Aortic Valve	
peak velocity	3.27 m/s
peak PG	43 mmHg
mean PG	23 mmHg
AVA	1.20 cm^2
AVA index	0.85 cm^2/m^2

図 4　心エコー図検査所見
PG：圧較差，AVA：大動脈弁弁口面積．

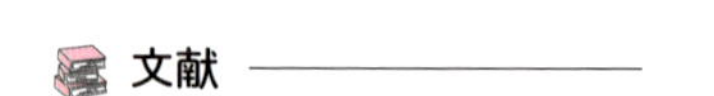

文献

1） 日本循環器学会，他：2020年改訂版弁膜症治療のガイドライン．2020
https://www.j-circ.or.jp/cms/wp-content/uploads/2020/04/JCS2020_Izumi_Eishi.pdf（2024年5月25日閲覧）〕

02

大動脈弁閉鎖不全症の評価

ポイント！

ここでは大動脈弁閉鎖不全症の重症度の評価について説明します．いくつかの評価の指標から総合的に評価することになりますが，各指標の原理についても少し詳しく説明しています．基準値を覚えることも大切ですが，それぞれの指標がどのような意味があるかも学びましょう．

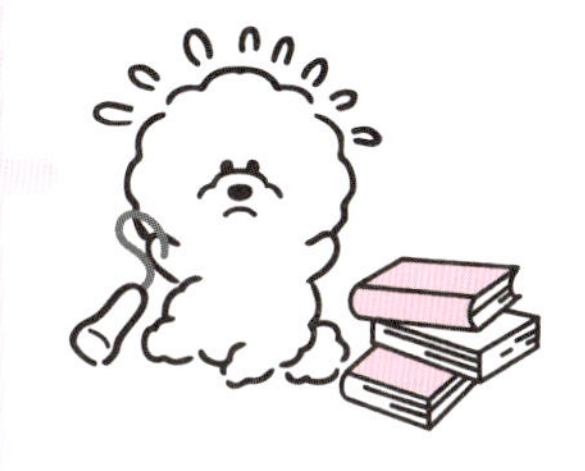

大動脈弁閉鎖不全症（AR）の原因には，①弁の変性（二尖弁の場合を含む），②弁尖の逸脱（prolapse），③弁輪拡大，④弁破壊（感染性心内膜炎など）などがあります．成因は，外科的治療を考慮するときには特に重要になります．心エコーの検査所見でも，重症例ではしばしば記載されています．

大動脈弁閉鎖不全症の原因については，Carpentier 分類が使われます．Type I は弁尖に器質的異常のないもの（弁基部拡大，弁尖の穿孔），Type II は弁尖の逸脱，Type III は弁尖の可動制限（硬化・短縮）によるものです．さらに，Type I は，Type Ia～Ic が大動脈基部拡大（Ia：ST 接合部，Ib：Valsalva 洞～ST 接合部，Ic：弁輪の拡大），Type Id は穿孔によるものと分類されます．

外科的手術が考えられるような症例では，大動脈弁狭窄症（AS）と同じように大動脈弁弁輪径，Valsalva 洞径，ST 接合部（STJ）径も記載されています．さらに，弁尖の逸脱が原因である場合は，どの弁尖が逸脱しているか，どの程度の逸脱かなども示されます．弁の破壊は感染性心内膜炎による場合が多く，弁の穿孔や疣腫の有無などが示されます．

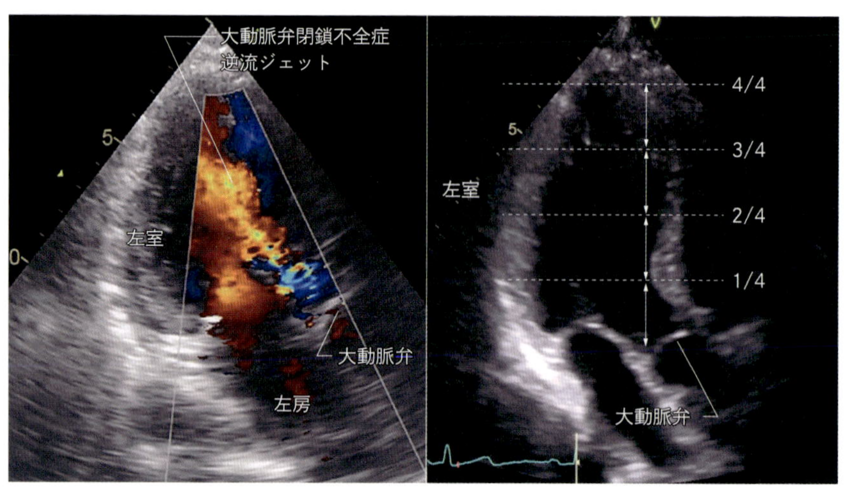

図1 大動脈弁閉鎖不全症の到達度による評価

大動脈弁閉鎖不全症の重症度評価

大動脈弁閉鎖不全症の重症度評価には，定性的方法と定量的方法があります．定性的方法で最も使われるのは，逆流ジェットが左室（LV）のどの程度まで到達しているかを，左室の長さを4等分して1/4〜4/4と示す方法です（図1）．評価の基本としてすべての大動脈弁閉鎖不全症で記載されますが，評価としては不十分なものです．とはいえ，到達度が1/4の症例が重症であることはありえず，これ以上の評価はあまり必要ではないなどと考えます．

ジェットの到達度や左室内での広がりのみから検者の判断で軽症，中等症，重症と判断し，記載することもあります．軽症例ではそれでもよいと思われますが，中等症以上の症例では見た目と実際の逆流量の間に差があることも少なくないので注意を要します．

定性的方法による評価

1）vena contracta

定性的方法としては，大動脈弁通過部位あるいはその近傍で逆流ジェットがどの程度太いかを計測する方法があります．逆流ジェットが太いほど，逆流する血流量も増えるとの考えに基づくものです．大動脈弁通過部位での逆流ジェットの径を縮窄流 vena contracta（VC）とよびます（図2A）．これは

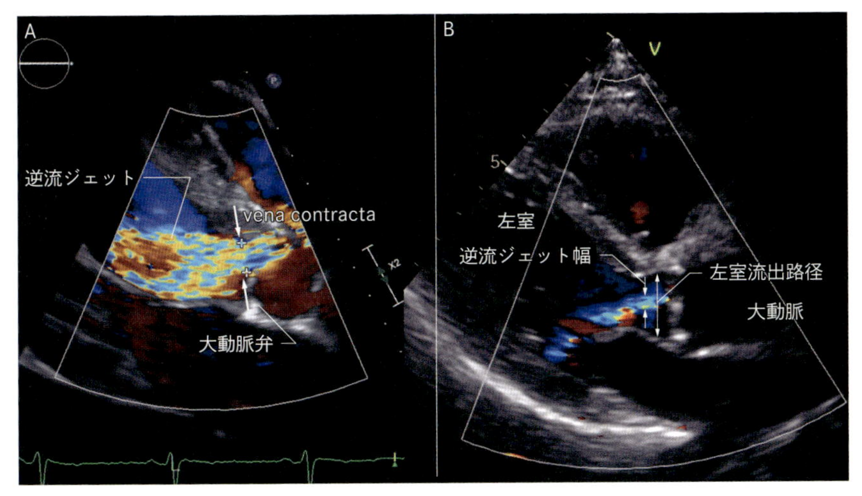

図 2　大動脈弁閉鎖不全症の半定性的評価
A：vena contracta は大動脈弁通過部位の逆流ジェットの幅を求めます.
B：逆流ジェット幅と左室流出路径の比.

大動脈弁が閉鎖したときにできる隙間の大きさである逆流弁口面積と相関し，定性的指標として精度の高いものとされます（正確には解剖学的な面積ではなく，血液が通過する部位の面積の有効逆流弁口面積〈EROA〉との相関です）. vena contracta は 6 mm より大きければ重症, 3 mm 未満は軽症です.

2）逆流ジェット幅 / 左室流出路径（Jet/LVOT 比）

vena contracta を正確に測るには手間がかかるため，大動脈弁ではなくその近くの部位で逆流ジェットの幅を計測し，その部位の左室流出路（LVOT）部位の径で割った値を重症度指標とすることもあります（図 2B）. 検査所見には“逆流ジェット幅 / 左室流出路径”とか“Jet/LVOT 比”などと記載されています. ただし，vena contracta ほど逆流ジェットの方向により精度がよくないことがあるので計測している施設は必ずしも多くないようです.

3）pressure half time

定性的方法としては pressure half time（PHT，P1/2T）もよく計測されます（図 3）. これは逆流の血流速度が最大速度からどれほど早く減衰するかを示すものです.

逆流の量が大きいほど左室内へ大量の血流が早く充填され，左室の圧も早

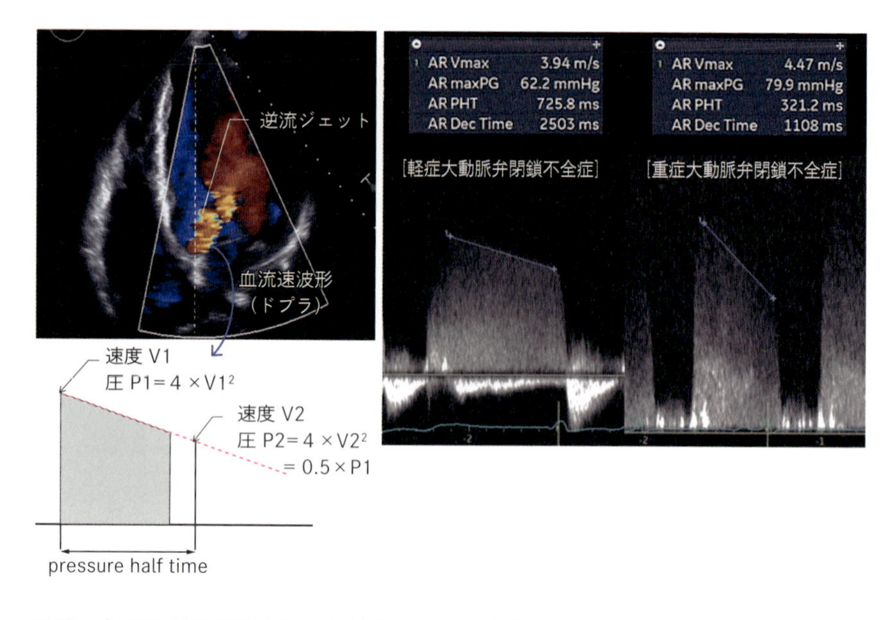

図 3　大動脈弁閉鎖不全症における pressure half time
pressure half time は逆流ジェットの速度の減衰から求めます．大動脈弁閉鎖不全症が重症になると pressure half time は短縮します．

く上昇します．左室への逆流の速度は大動脈圧と左室の間の圧差で決まりますので，左室圧が早く上昇する重症例では早く逆流流速が低下します．速度低下として簡易ベルヌーイ式で換算して最大流速のところから圧が半分になるところを基準にし，最大流速の時相からの時間をみるので pressure half time とよばれます．

pressure half time は >500 ms を軽症，<200 ms を重症とします．軽症と重症の鑑別には有用ですが，中等症の評価には正確ではないといわれています．

定量的評価法による評価

以上のような定性的評価法（数値では表現されていますが，逆流の量などを直接計測しているのではないので“定性的”とされます）で明らかに軽症，あるいは重症と確定したのであればそれ以上の評価は不要です．それ以外の場合は定量的な評価を行います．定量的評価法としては，proximal isovelocity surface area（PISA）法と volumetric 法がありますが，大動脈弁閉

表 1　大動脈弁閉鎖不全症の心エコーによる重症度評価

	軽症	中等症	重症
pressure half time (PHT) (ms)	> 500	500 〜 200	< 200
逆流ジェット幅／左室流出路径 (%)	< 25	25 〜 64	≧ 65
vena contracta (VC) (mm)	< 0.3	0.3 〜 0.6	> 0.6
有効逆流弁口面積 (EROA) (cm^2)	< 0.10	0.10 〜 0.29	≧ 0.30
逆流量 (RV) (mL)	< 30	30 〜 59	≧ 60
逆流率 (RF) (%)	< 30	30 〜 49	≧ 50

〔日本循環器学会, 他：2020 年改訂版弁膜症治療のガイドライン. 2020　https://www.j-circ.or.jp/cms/wp-content/uploads/2020/04/JCS2020_Izumi_Eishi.pdf（2024 年 5 月 25 日閲覧）より作成〕

鎖不全では計測がむずかしい例もあり，僧帽弁閉鎖不全症（MR）ほどは実施されていません．

定量法では，下記の 3 つが評価されます．

①逆流量（RV）：拡張期に左室へ逆流する血液量．

②有効逆流弁口面積：逆流血流が通過する大動脈弁の隙間の面積．

③逆流率（RF）：左室から拍出された血液量の何 % が逆流するか．

定性的，定量的評価での重症度を表 1[1] にまとめます．ただし，手術適応は逆流の重症度のみで決まるのではなく，左室の拡大や収縮能低下，症状なども含めて決定されます．

実際の検査所見をみてみましょう

健診で拡張期心雑音および X 線検査での軽度心拡大を指摘されて来院された患者さんです（図 4）．左室の軽度拡大を認めるとともに，大動脈弁閉鎖不全症 3/4 を認めます．この例は大動脈弁尖の逸脱による症例で，逆流ジェットはやや斜め方向に吹くものでした．このような例では逆流ジェット幅 / 左室流出路径は指標として使えません．また，PISA 法も計測がむずかしく，確実性はやや低い可能性がありました．しかし，このような場合でも信頼性の高い volumetric 法（ドプラエコーで血流量を定量的に計測する方法）による逆流率でも中等症と評価されたこと，いずれの指標でも中等症とされることより中等症と評価してよいと考えます．手術適応は左室拡大や左室収縮能低下の有無が重視されますが，左室拡大も軽度で左室駆出率（EF）も正常に保たれており，手術適応ではないとしました．

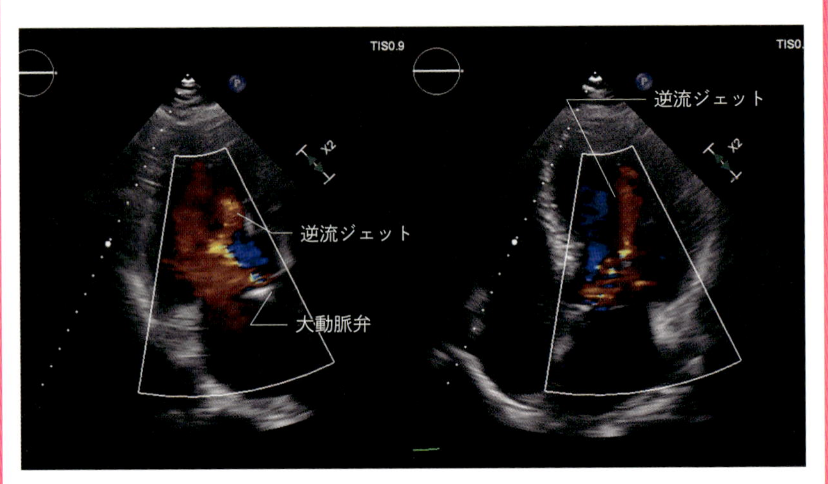

Dimension	
LVDd	57 mm
LVDs	33 mm
IVST	12 mm
PWT	11 mm
EF	63 %
FS	42 %

Aortic Regurgitation	
AR	3/4
VC	4.6 mm
PHT	354 ms
EROA	0.30 cm^2
RV	44 mL
RF	42 %

図4　心エコー図検査所見

LVDd：左室拡張末期径，LVDs：左室収縮末期径，IVST：心室中隔壁厚，PWT：左室後壁壁厚，EF：左室駆出率，FS：左室内径短縮率，AR：大動脈弁閉鎖不全症，VC：vena contracta，PHT：pressure half time，EROA：有効逆流弁口面積，RV：逆流量，RF：逆流率．

文献

1） 日本循環器学会，他：2020 年改訂版弁膜症治療のガイドライン．2020
https://www.j-circ.or.jp/cms/wp-content/uploads/2020/04/JCS2020_Izumi_Eishi.pdf（2024 年 5 月 25 日閲覧）〕

03

僧帽弁狭窄症の評価

ポイント！
今日ではあまり見かけなくなった僧帽弁狭窄症ですが，たまに遭遇することがあります．まれといってもよい疾患ですが，心エコーから重症などを評価できるようにしておきましょう．

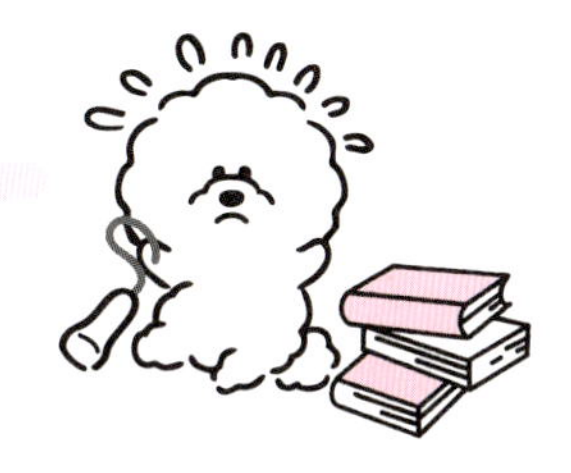

現在では，小児期のリウマチ熱を原因とする僧帽弁狭窄症（MS）にお目にかかることは少なくなりました．しかし，高齢者においてはまれにみかけることがあります．人口の高齢化に伴い僧帽弁弁輪の変性による僧帽弁狭窄症が増えるともいわれますが，このような例では重症化することは少なく，臨床的に問題になることはあまりありません．

心エコーは，僧帽弁の形態による診断および重症度の評価とともに，経カテーテル治療である経皮的僧帽弁交連切開術（PTMC）による治療が可能かどうかを判断するために実施されます．

僧帽弁狭窄症の診断と評価

僧帽弁の形態

僧帽弁狭窄症での特徴的な所見としては，弁の肥厚や石灰化，開放制限，腱索の癒合や短縮などの形態的変化が認められます（図 1）．典型的には，拡張期に弁葉はドームのような形にみえ，ドーム形式（dome formation），あるいは魚の口に似ているので“フィッシュマウス”といわれたりします．

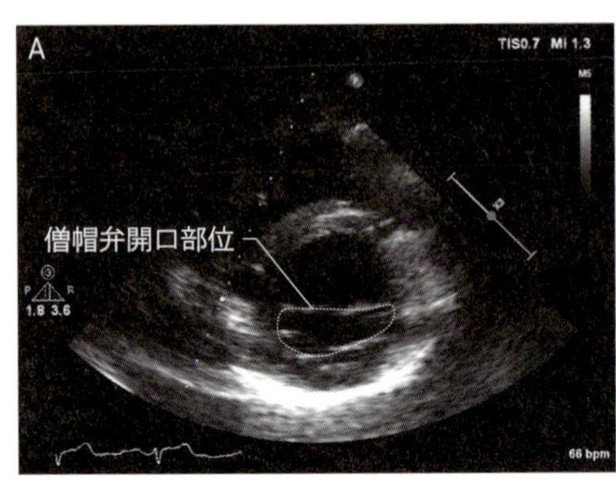

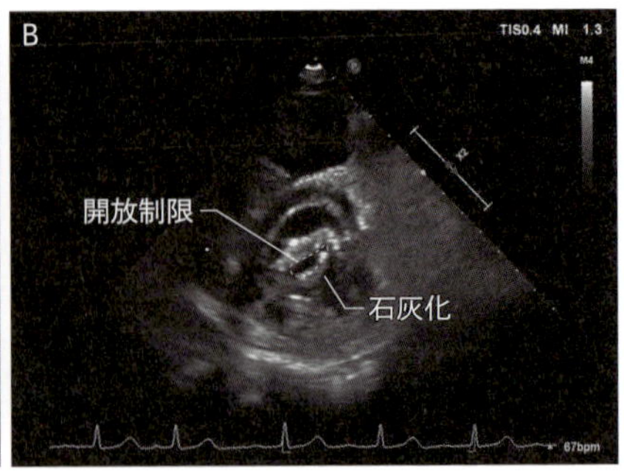

図 1　僧帽弁の心エコー画像

A：正常例．正常の僧帽弁．拡張期の弁開放像を示します．
B：僧帽弁狭窄症例．僧帽弁狭窄症では弁の変性を認め，拡張期の開口が制限されます．

僧帽弁狭窄症の重症度評価

重症度は，断層エコーで弁の開口部分の面積を直接計測したり，ドプラエコーで弁の圧較差などを求めて評価します．大動脈弁狭窄症（AS）に比べて僧帽弁狭窄症では断層エコーで直接計測した開口面積は比較的正確です．僧帽弁の圧較差は拡張期の平均圧較差を求めます．

ドプラエコーでは僧帽弁を通過する速度の変化から圧較差が最大値の半分になるまでの時間を計測し，そこから開口面積を推定することも行われます．所見としては“pressure half time”（による開口面積）などと記されます（PHT，P1/2T などと略されることもあります）．pressure half time は長いほど開口面積は小さくなります．正確に計測すれば断層エコーとドプラエコーでの開口面積はよく一致します．臨床では精度を高めるために両方の値が報告されることが多いかと思います．

平均圧較差および開口面積より僧帽弁狭窄症の重症度は表 1[1)]のように評価されます．「2020 年改訂版弁膜症治療のガイドライン」[1)] では pressure half time は開口面積に換算せず，実際の数値で表現しています．

経皮的僧帽弁交連切開術

経皮的僧帽弁交連切開術は，カテーテルにより僧帽弁部位にバルーンを挿入し，バルーンを膨らませて狭窄部位を裂くようにして広げる方法です．僧帽弁交連部の石灰化が強かったり，弁尖や弁下部の肥厚が強い場合はバルーンによって十分な開口面積を得られない可能性があります．また，術後

表 1　僧帽弁狭窄症の心エコーによる重症度評価

	軽症	中等症	重症
開口面積(MVA)(cm²)	1.5 ～ 2.0	1.0 ～ 1.5	< 1.0
平均圧較差(mPG)(mmHg)	< 5	5 ～ 10	> 10
pressure half time(PHT)(ms)	< 150	150 ～ 220	> 220

〔日本循環器学会, 他：2020 年改訂版弁膜症治療のガイドライン. 2020　https://www.j-circ.or.jp/cms/wp-content/uploads/2020/04/JCS2020_Izumi_Eishi.pdf（2024 年 5 月 25 日閲覧）より作成〕

に僧帽弁閉鎖不全が増悪する可能性があり，術前から有意な僧帽弁閉鎖不全症（MR）がある例は避けるべきとされます．

経皮的僧帽弁交連切開術が可能かは，これらの項目を心エコーで評価して判断します．そのためには Wilkins スコアがよく使われます．心エコー所見では Wilkins スコアの点数のみが表記されることが多く，合計 8 点以下の症例が経皮的僧帽弁交連切開術に適するとされます（8 点より大きいと経皮的僧帽弁交連切開術ができないというわけではありません）．

有意な僧帽弁閉鎖不全がある例や左房内血栓を認める場合は経皮的僧帽弁交連切開術は禁忌とされます．僧帽弁閉鎖不全の程度については一般には中等度以上であれば経皮的僧帽弁交連切開術は適さないと考えられます．

文献

1） 日本循環器学会，他：2020 年改訂版弁膜症治療のガイドライン．2020 https://www.j-circ.or.jp/cms/wp-content/uploads/2020/04/JCS2020_Izumi_Eishi.pdf（2024 年 5 月 25 日閲覧）〕

04

僧帽弁閉鎖不全症の評価

ポイント！
僧帽弁閉鎖不全症の外科的治療は今日では僧帽弁形成術が中心となり，さらに経カテーテル的治療も普及してきています．そのためにも心エコーで基本的な病態を理解し，重症度を正しく評価することが今まで以上に重要になっています．

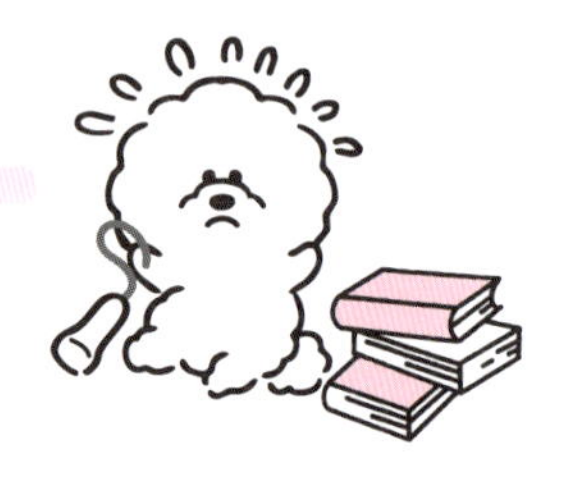

一次性僧帽弁閉鎖不全症と二次性僧帽弁閉鎖不全症

僧帽弁閉鎖不全症（MR）は一次性と二次性に分類されます．一次性僧帽弁閉鎖不全症は僧帽弁自体の変化によるものであり，二次性僧帽弁閉鎖不全症は左室（LV）や左房（LA）の拡大などに伴うものを指します．

一次性僧帽弁閉鎖不全症の原因となる僧帽弁の変性としては，形態的変化，腱索断裂，弁尖の肥厚，僧帽弁の逸脱，弁尖の裂開，僧帽弁弁輪石灰化（MAC）などがあります．高度の弁尖の肥厚が両尖に認められるものをBarlow病とよびます．

二次性僧帽弁閉鎖不全症は，左室の拡大によるもの，左房拡大に伴う僧帽弁弁輪拡大によるもの，穿孔など弁の破壊によるものがあります．左室拡大による僧帽弁閉鎖不全は腱索の付着している乳頭筋が左室の拡大により後方へ移動するため僧帽弁が腱索によって左室側へ引っ張られること（tetheringといいます）によって生じます．僧帽弁弁輪の拡大による場合はtetheringは認めず，前尖と後尖の接合が不良になります．弁の破壊は感染性心内膜炎で認められることが多い異常です（図1）．

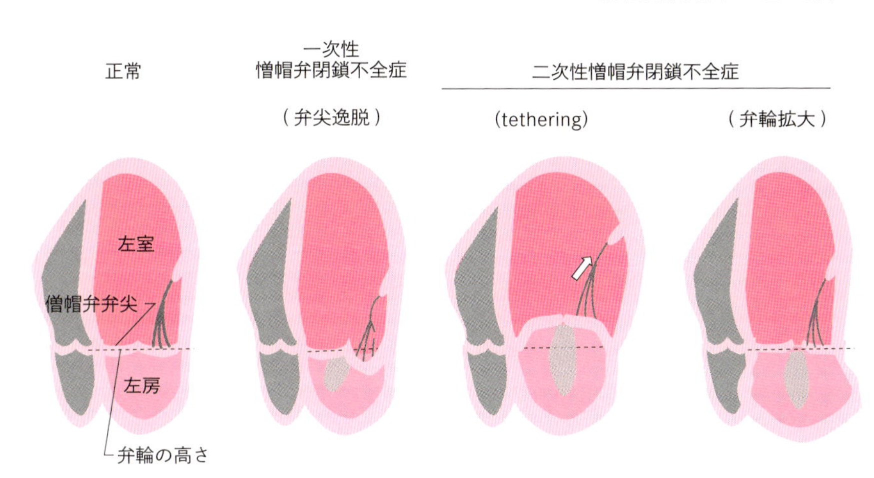

図 1　僧帽弁閉鎖不全症の機序①

一次性僧帽弁閉鎖不全症は弁尖の逸脱などによって生じます．弁尖の逸脱では弁尖は僧帽弁弁輪の高さを越えて左房側へ落ち込みます．二次性僧帽弁閉鎖不全症は左室の拡大により腱索が心尖部方向へ牽引される（tethering）ことや，左房拡大に伴う僧帽弁弁輪の拡大によって生じます．

一次性と二次性僧帽弁閉鎖不全症の鑑別

心エコーでは，まず一次性か二次性かを鑑別します．

一次性僧帽弁閉鎖不全症であれば，弁尖逸脱（prolapse），肥厚，裂開など原因となる弁の性状がどうであるか，逸脱であれば弁尖のどの部位が逸脱しているかをみます．

二次性僧帽弁閉鎖不全症は，多くの場合は左室の拡大によりますが，左房の拡大による弁輪拡大も原因となります（図 2）．

僧帽弁逸脱の部位は僧帽弁形成術を行うなどのうえで重要な所見です．僧帽弁は前尖と後尖から構成されますが，後尖は3つの部分からなり，それぞれ P1，P2，P3 とよばれます．前尖は全体が1つの構造物ですが，部分として A1，A2，A3 に分けます（心エコーでは僧帽弁を左室側からみています．そのため左房側からみた場合〈surgeon's view〉と左右逆にみえます）．それ以外に交連部が逸脱する場合もあります．逸脱部位は1つとは限らず，しばしば複数部位の逸脱を認めます．ただし，経胸壁心エコーでは十分に判断できない場合もあり，逸脱部位の確定には経食道心エコーなどが望まれます（図 3）．

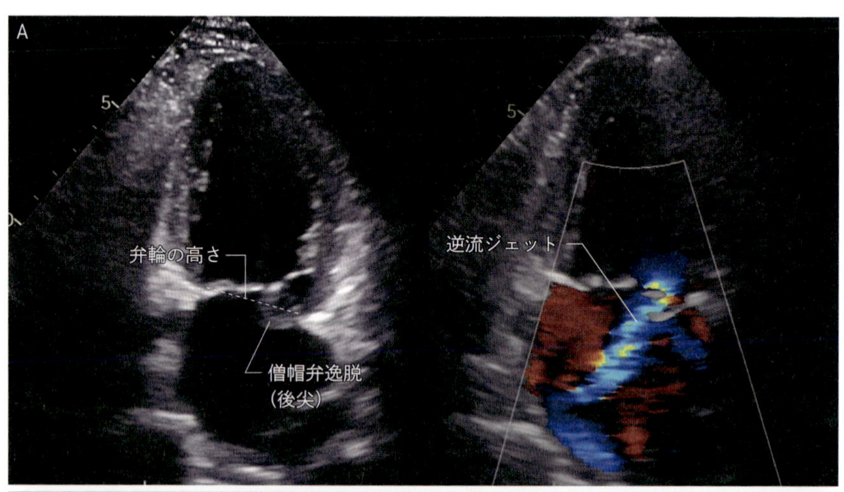

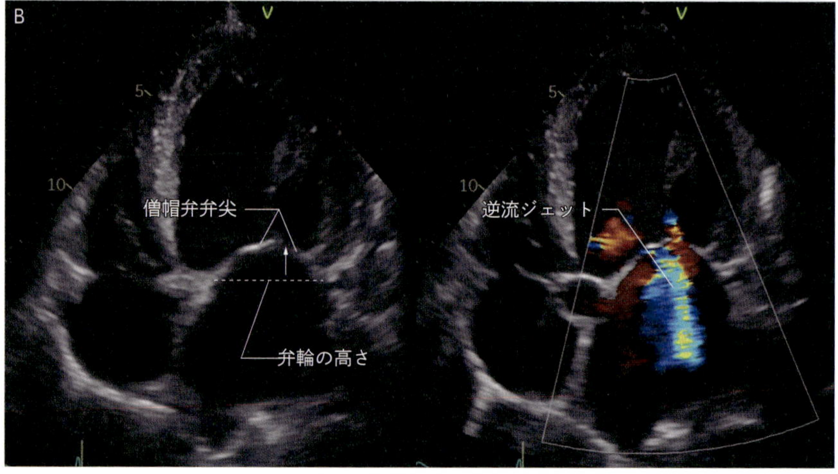

図2　僧帽弁閉鎖不全症の機序②

A：僧帽弁後尖の逸脱による一次性僧帽弁閉鎖不全症．破線で示した僧帽弁弁輪の位置より左房側に弁尖が落ち込んでいます．

B：左室拡大による tethering で生じた二次性僧帽弁閉鎖不全症弁尖は tethering により弁輪の位置より左室側に牽引されています．

僧帽弁閉鎖不全症の重症度評価

到達度による評価

心エコーでは僧帽弁閉鎖不全症の原因とともに，その重症度を評価します．

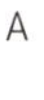

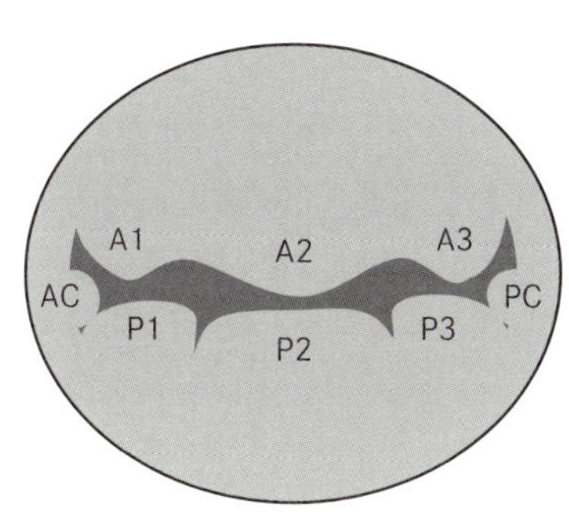

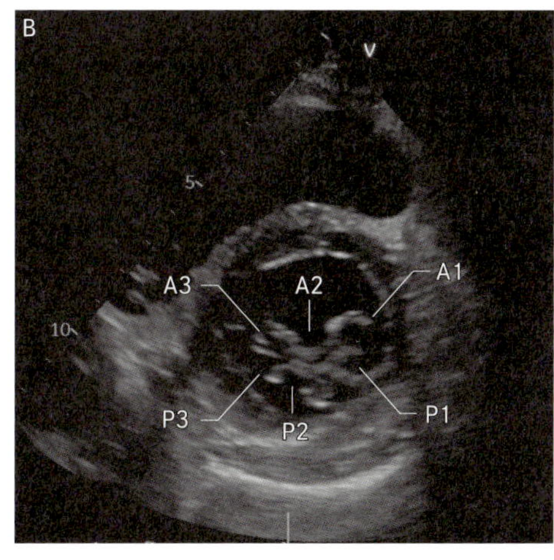

図 3　僧帽弁の解剖学的構造と命名法

A：surgeon's view（左房側より観察）．左房側からみた（surgeon's view）僧帽弁の構造．前尖は一体の構造物ですが，A1，A2，A3 の 3 つの部分に分類されます．後尖は 3 つの部分からなり P1，P2，P3 とされます．

B：経胸壁心エコー（左室側より観察）．経胸壁心エコーは僧帽弁を左室側からみるため，surgeon's view とは左右逆になります．

AC：前交連，PC：後交連．

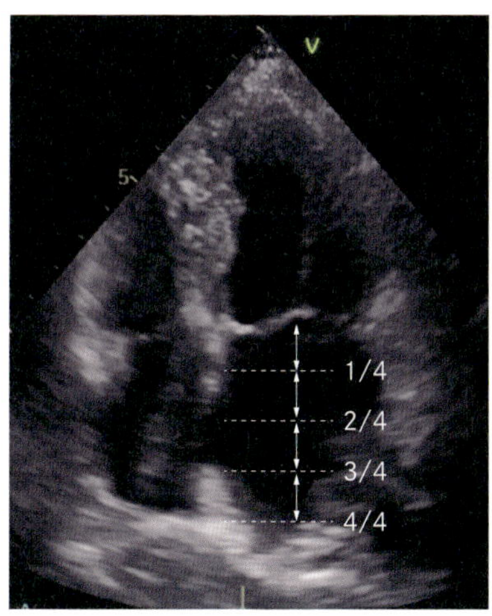

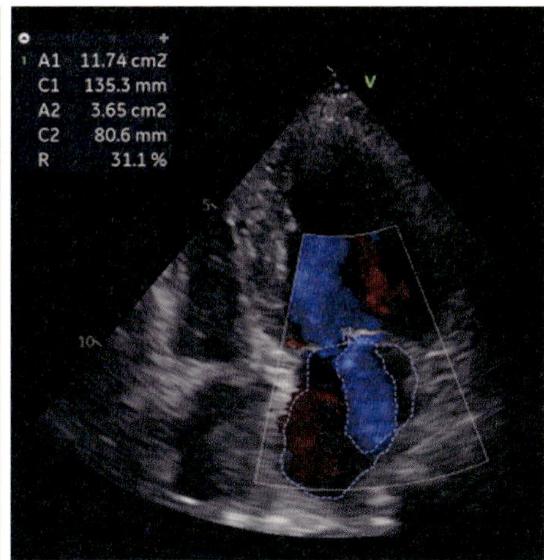

図 4　到達度による僧帽弁閉鎖不全症の評価

僧帽弁閉鎖不全症での評価法で最もよく使われるのは，カラードプラで僧帽弁の逆流ジェットが左房内のどこまで到達したかをみる方法です（図 4）．左房を縦方向（僧帽弁から左房天井まで）に 4 等分し，逆流ジェットがどこまで到達したかをみます．1/4～4/4 などと評価されます．簡便な方法ですが，病態としての重症度を正確に反映しないことも少なくありません．1/4 ならほぼ軽症と考えますが，それ以上ではほかの指標での重症度とは必ずしも一致しません．2/4 であっても重症と考えられる場合や，4/4 であっても中等症としか判断できないこともあります．このように到達度による評価は不正確な方法ではありますが，簡便ですので日常ではこの到達度だけが記載されていることも少なくありません．

逆流ジェットの広がりによる評価

到達度と並んでよく使われる評価法が逆流ジェットの広がりです．カラードプラのある断面でみえる逆流ジェットの面積を，同じ断面でみた左房の面積で割った比率で表現します．左房面積の 50 % 以上の広がりがある場合は重症の可能性が高いとされます．到達度よりは重症度としては正確ですが，それほど精度の高いものではありません．「逆流ジェット / 左房面積比」などとよばれますが，正式な名前が確定しておらず施設によって違う名称が使われている可能性があります．

半定量・定量評価法

手術適応や心不全などへの影響を検討する場合などではより詳細な重症度評価が必要となります．その場合はドプラエコーを使った半定量あるいは定量評価が行われます．半定量・定量評価法としては以下のような指標が使われます．

1）vena contracta（VC）（図 5）

日本語では縮窄流と訳されますが，心エコー図検査所見では vena contracta あるいは略語として VC と表記されることが一般的です．

僧帽弁閉鎖不全症は収縮期に僧帽弁が閉鎖したときに，前尖と後尖の間にすき間ができることによって生じます．すき間が大きいほど逆流する血液量が多く，それだけ重症であると考えられます．ドプラエコーでは逆流ジェットが僧帽弁を通過する像が描出されますが，すき間が大きいと僧帽弁を通過する部位の逆流ジェットの幅も広くなります．このジェット幅を vena contracta とよび，その大きさが僧帽弁閉鎖不全の指標となります．ガイド

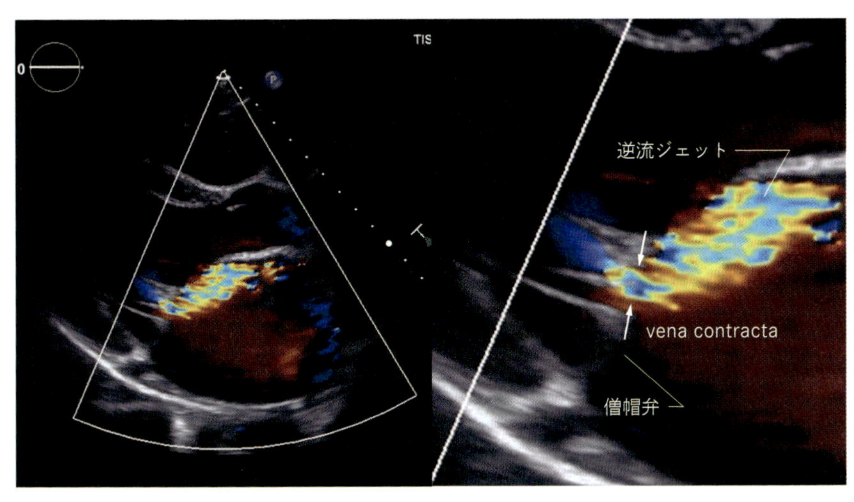

図5　僧帽弁閉鎖不全症における vena contracta
僧帽弁を通過する部位での逆流ジェットの幅を vena contracta とします．

ラインでは，0.7 cm 以上を重症，0.3 cm 未満を軽症とします（表1）[1]．

2）有効逆流弁口面積

vena contracta は逆流ジェットの幅から弁のすき間を推定したものですが，ドプラエコーで proximal isovelocity surface area（PISA）法という方法を使うことにより，隙間の部分の面積（逆流弁口面積）を推定することができます．PISA 法で求められる隙間の大きさは解剖学的なすき間ではなく，実際に逆流ジェットが通過する範囲をみており，これを有効逆流弁口面積（EROA）といいます（求め方はやや煩雑なため本書では述べません）．

ガイドラインでは，有効逆流弁口面積が 0.40 cm^2 以上を重症，0.20 cm^2 未満を軽症の指標としています（表1）[1]．

3）逆流量

PISA 法で有効逆流弁口面積がわかれば，ドプラエコーでその部位を通過する血液量を求めることで，左室から左房へ逆流する血液量を逆流量（regurgitant volume）として求めることができます．心エコー所見では “RV” と表記されたりしますが，右室（right ventricle）も “RV” と略記されるので注意が必要です．

また，PISA 法以外にドプラエコーで1心拍における拡張期に左房から左室へ流入する血液量と，収縮期に左室から駆出される血液量（1回心拍出量〈SV〉）を定量的に求め，そこから［左室流入血液量］から［1回心拍出量］を引いたものを逆流量として求めることもできます．

ガイドラインでは逆流量は60 mL以上を重症，30 mL未満を軽症の指標とします（表1）[1]．

4）逆流率

ドプラエコーで左室流入血液量と逆流血液量が計算されると，左室に流入した血液のうちどれだけが逆流したかを計算できます．すなわち，［逆流量］/［左室流入血液量］×100（%）＝｛［左室流入血液量］－［1回心拍出量］｝/［左室流入血液量］×100（%）として逆流率（RF）が求められます．

逆流量は手術適応を考えるときにも重要な指標です．ガイドラインでは50％以上を重症，30％未満を軽症としています（表1）[1]．

以上の僧帽弁閉鎖不全症の重症度を表1[1]にまとめます．

表1　僧帽弁閉鎖不全症の心エコーによる重症度評価

	軽症	中等症	重症
vena contracta（VC）（cm）	＜0.3	0.3～0.69	≧0.7
有効逆流弁口面積（EROA）（cm^2）	＜0.20	0.20～0.39	≧0.40
逆流量（RV）（mL）	＜30	30～59	≧60
逆流率（RF）（%）	＜30	30～49	≧50

〔日本循環器学会，他：2020年改訂版弁膜症治療のガイドライン．2020　https://www.j-circ.or.jp/cms/wp-content/uploads/2020/04/JCS2020_Izumi_Eishi.pdf（2024年5月25日閲覧）より作成〕

実際の検査所見をみてみましょう

この症例も心雑音精査で紹介された患者さんです（図6）．ドプラエコーで僧帽弁後尖の逸脱による僧帽弁閉鎖不全症 3/4 を認めました（図6A）．逆流ジェットは偏った方向に吹き（図6B），このような症例では重症度評価がむずかしいことがあります．ジェットと左房の面積比をみると軽症になってしまいますが，vena contracta，有効逆流弁口面積，

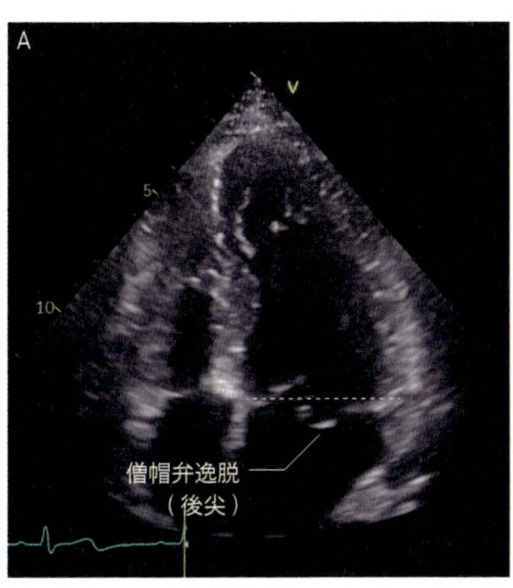

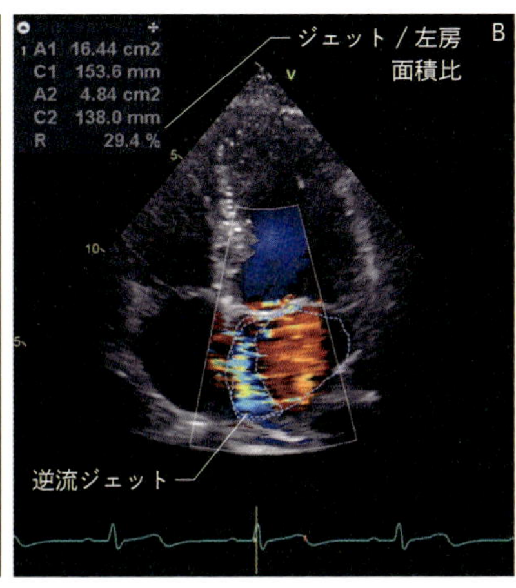

C

Dimension	
LVDd	52 mm
LVDs	31 mm
IVST	10 mm
PWT	9 mm
EF	72 %
FS	40 %

LA volume	
LA 径	41 mm
LAV	70.2 mL
LAVI	36.9 mL/m^2

Mitral Regurgitation	
MR	3/4
Jet/LA area	29.4 %
VC	7.2 mm
EROA	0.70 cm^2
RV	101.5 mL
RF	48.2

図6　心エコー図検査所見

LVDd：左室拡張末期径，LVDs：左室収縮末期径，IVST：心室中隔壁厚，PWT：左室後壁壁厚，EF：左室駆出率，FS：左室内径短縮率，LA：左房，LAV：左房容積，LAVI：左房容積係数，MR：僧帽弁閉鎖不全症，VC：vena contracta，EROA：有効逆流弁口面積，RV：逆流量，RF：逆流率．

逆流量などをみると重症になります．有効逆流弁口面積や逆流量はPISA法で計算しますが，これも方向の偏ったジェットでは不正確になる可能性があります．逆流率はvolumetric法で計測しており，偏心性の場合も正確です．逆流率が48.2％であることを考えると，中等度と重症の境界かと思います．左室拡大はなく，左室駆出率（EF）も正常であり，現時点での手術適応はないと考えました（図6C）．

文献

1）日本循環器学会，他：2020年改訂版弁膜症治療のガイドライン．2020
https://www.j-circ.or.jp/cms/wp-content/uploads/2020/04/JCS2020_Izumi_Eishi.pdf（2024年5月25日閲覧）

05

三尖弁，肺動脈弁の評価

ポイント！

三尖弁は僧帽弁と同様に狭窄症の症例がまれになったこと，三尖弁閉鎖不全は無症状の症例にも多く認められ，単独での外科的治療の成績がよくないことなどよりあまり重視されていませんでした．しかし，経カテーテル的治療の出現により改めて脚光を浴びるようになっており，これからは三尖弁の評価がより重要になることは確実です．

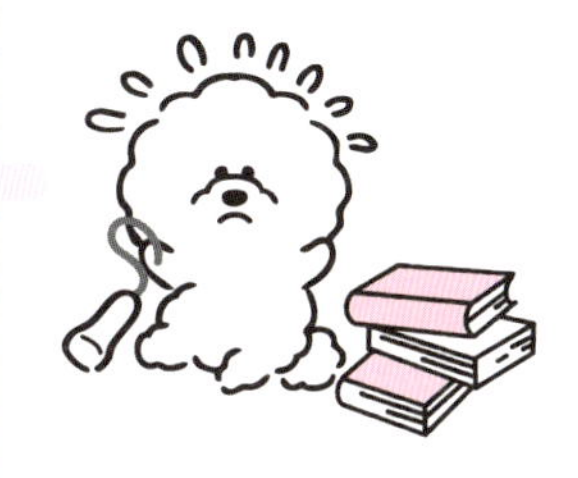

三尖弁閉鎖不全症による肺動脈収縮期圧評価

大動脈弁，僧帽弁に比べて三尖弁は軽視されがちでした．その理由の一つは軽症の三尖弁閉鎖不全（TR）は明らかな心疾患のない人でもしばしば認められ，ほとんどの三尖弁閉鎖不全は治療の必要がないためです．しかし，その存在は肺動脈の収縮期圧を推定するために重要です．

三尖弁閉鎖不全の最大流速（TR-Vmax）から簡易ベルヌーイ式で求めた圧較差は，右室（RV）と右房（RA）の圧差になります（三尖弁閉鎖不全での圧較差ということでTR-PGと記載したりします）．TR-PGに下大静脈径で推定した右房圧（p. 38参照）を加えて右室収縮期最大圧（RVSP）とします．収縮期には肺動脈弁は開放しているので，右室収縮期最大圧は肺動脈の収縮期圧と等しくなります（図1）．ただし肺動脈弁狭窄症（PS）がある場合には肺動脈圧は右室圧と等しくなりませんので，この方法では推定できません．また，三尖弁弁輪の大きな離開がある場合は，簡易ベルヌーイ式が成り立た

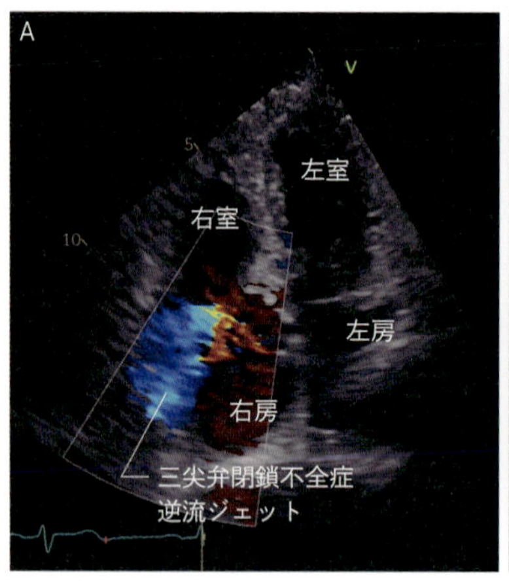

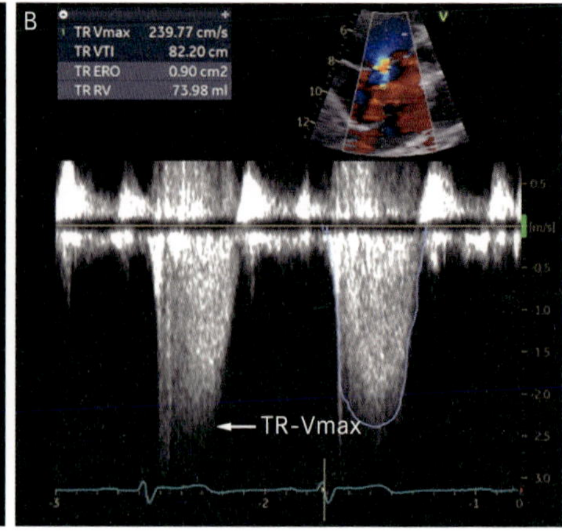

図1　三尖弁閉鎖不全

A：三尖弁閉鎖不全症のカラードプラ．
B：三尖弁閉鎖不全症：逆流速度波形．三尖弁逆流血流の血流速度波形．最大速度から三尖弁の圧較差が求められます．
TR：三尖弁閉鎖不全，Vmax：最大速度．

ないことがあり不正確になることもあります（図1）．

このようにして求めた右室収縮期最大圧が34 mmHg以上，あるいはTR-Vmaxが2.8 m/s以上であれば肺高血圧症の可能性を考えます．ただし，肺高血圧症は肺動脈の平均血圧で定義されるものであり，心エコーでは確定診断になりません．

三尖弁閉鎖不全症の重症度評価

従来，三尖弁閉鎖不全症の重症度評価はあまり重視されていませんでした．これは三尖弁閉鎖不全症への単独手術はあまり成績がよくなく，僧帽弁の手術と同時に行われることが多かったため，手術適応の評価があまり必要とされなかったためです．しかし三尖弁に対する経カテーテル治療が開発され，三尖弁単独治療でも予後改善効果が期待されるようになったことで事情は変わりつつあります．今後は僧帽弁や大動脈弁と同様にガイドラインに基づいた的確な重症度評価が求められるようになると思われます．

三尖弁閉鎖不全症の重症度評価ではカラードプラでの逆流ジェットの面積，vena contracta（VC），proximal isovelocity surface area（PISA）法による

表1　三尖弁閉鎖不全症の心エコーによる重症度評価

A　現在の重症度評価

	軽症	中等症	重症
逆流ジェット面積(cm^2)	定義なし	定義なし	> 10
vena contracta (VC) (cm)	< 0.3	0.3 ～ 0.69	≧ 0.7
有効逆流弁口面積(EROA) (cm^2)	< 0.20	0.20 ～ 0.39	≧ 0.40
逆流量(RV) (mL)	< 30	30 ～ 44	≧ 45

B　提唱されている新しい重症度評価

	軽症	中等症	重症		
			severe	massive	torrential
vena contracta (VC) (mm)	< 3	3 ～ 6.9	7 ～ 13	14 ～ 20	≧ 20
有効逆流弁口面積(EROA) (mm^2)	< 20	20 ～ 39	40 ～ 59	60 ～ 79	≧ 80

有効逆流弁口面積（EROA）や逆流量（RV）が用いられます．僧帽弁閉鎖不全症（MR）では逆流ジェットと左房（LA）の面積比を求めましたが，三尖弁閉鎖不全症では右房との面積比を求めずとも，逆流ジェット面積の値だけでも指標となります．vena contracta については僧帽弁閉鎖不全症とは異なり，方向の異なった2つの断面で計測した値の平均を求めることが望ましいとされています．これらの指標を計測していない施設も少なくないと思いますが，今後は必要性が高まると考えます．

従来のガイドライン[1)]ではこれらの指標に基づいて，三尖弁閉鎖不全症の重症度を軽症，中等症，重症の3段階に分類することが推奨されています（表1A）．しかし，経カテーテル的治療についての大規模研究において重症症例のなかには治療によって定量的に逆流の低下を認めるも，まだ，重症の範疇に含まれるものも少なくなく，かつ，そのような症例でも予後改善効果

Column

「massive」と「torrential」

新しい三尖弁閉鎖不全症の重症度評価で使われている「massive」「torrential」はどんな意味でしょう．「massive」は“多量”，「torrential」は“猛烈”という意味です．「torrential」という表記がよく使われるのは，天気予報などで猛烈な豪雨を示すときです．アメリカのハリケーンのニュースなどでもよく使われます．

が認められたことより，従来の重症の範囲は幅が広すぎる可能性が指摘されました．それを踏まえて，重症（severe）を severe，massive，torrential の3つに分けて，全体で5つのレベルに分類することが提唱されています（表1B）[2]．ガイドラインもこの分類に従うことになる予定です．

肺動脈弁閉鎖不全症について

肺動脈弁についても肺動脈弁狭窄症および肺動脈弁閉鎖不全症（PR）があります．肺動脈弁狭窄症は成人例でも認められることがときどきあります．ただ頻度がそれほど多くなく，紙幅の関係から本書では割愛します．

成人では臨床的に問題となるような肺動脈弁閉鎖不全症を見かけることはほとんどありません．肺動脈弁閉鎖不全症の重症度評価でいうとほとんどの症例は軽症にあたります（そのため本書では重症度評価は述べません）．一方で，軽症の肺動脈弁閉鎖不全症は非常に多くの症例で認められ，かつ肺動脈楔入圧（PCWP）の推定に使うことができるという利点があります．

肺動脈弁閉鎖不全症で大切なのは拡張末期（心電図での QRS 波形の時相）における逆流ジェットの流速です．拡張末期流速から簡易ベルヌーイ式で求めた圧較差（PR-PG などと示されます）は拡張末期における肺動脈と右室の圧較差を示しますが，これに p. 38 に示した下大静脈径から推定された中心静脈圧（≒拡張期右室圧）を加えたものが肺動脈の拡張末期圧の推定値と

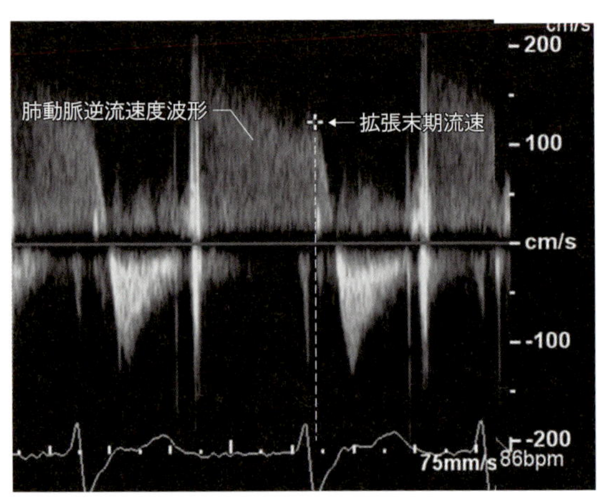

図2　PR 波形

なります．肺動脈の拡張末期圧は肺動脈楔入圧に近似するので，この値が肺動脈楔入圧の推定値となります（図 2）．

簡易に肺動脈楔入圧の推定ができ便利な方法なのですが，肺動脈逆流ジェットの方向などの影響により逆流ジェットの速度は過小評価されることが多く，不正確になりがちです．最近ではこの方法よりも E/e' から左室拡張末期圧の上昇を推定するほうが一般的です．

実際の検査所見をみてみましょう

この症例は軽症の肺動脈弁閉鎖不全症を認め，血流速波形から拡張末期圧（PR-PG）は 3mmHg と求められました．下大静脈（IVC）の径は呼気時 18mm に対し吸気時は 5mm と 50% 以上の呼吸性変動を認めますので，右房圧は正常と考えます．標準的な右房圧を 3mmHg として，肺動脈拡張末期圧（≒肺動脈楔入圧）は 3mmHg＋3mmHg で 6mmHg と推定されます（表 2）．

表 2　心エコー図検査所見

IVC	
IVC 径（呼気 / 吸気）	18/5 mm
Valvular (Regurgitation)	
PR	mild
PR-PG	3 mmHg

IVC：下大静脈，PR：肺動脈弁閉鎖不全症，PR-PG：肺動脈弁閉鎖不全症での拡張末期圧較差．

文献

1）Zoghbi WA,. Recommendations for Noninvasive Evaluation of Native Valvular Regurgitation: A Report from the American Society of Echocardiography Developed in Collaboration with the Society for Cardiovascular Magnetic Resonance. J Am Soc Echocardiogr 2017; 30: 303-371
2）Hahn RT, et al.: The need for a new tricuspid regurgitation grading scheme. Eur Heart J Cardiovasc Imaging 2017; 18: 1342-1343

06

先天性心疾患の見方

ポイント！

近年の医療の進歩により成人の先天性心疾患（術後例含む）の心エコーは大きな注目を集めるようになっています．本書では，先天性心疾患の基本として心房中隔欠損症と心室中隔欠損症について取り上げます．

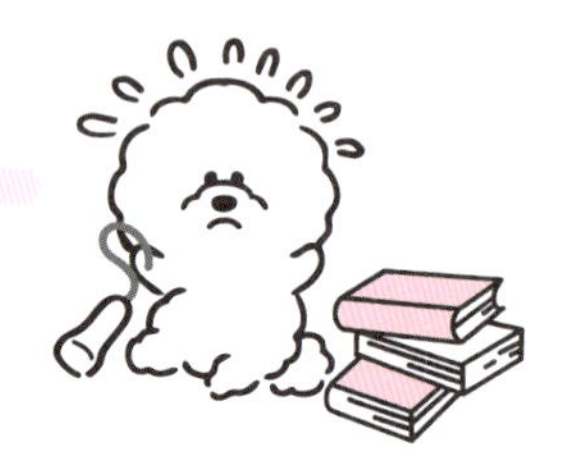

◆◆◆

医学の発達により複雑な先天性心疾患も術後の予後が改善し，多くの先天性疾患症例が成人を迎えるようになりました．それとともに成人の心エコー図検査でも術後を含む先天性心疾患をみる機会が増えてきました．

本書では，基本的に成人の先天性心疾患を取り上げることとします．頻度としてそれほど多くはない複雑な先天性心疾患およびその術後については触れず，成人の心エコーでもしばしばみかける心房中隔欠損症（ASD）および心室中隔欠損症（VSD）を中心に述べます．

シャント疾患の評価としてのQp/Qs

心房中隔欠損症や心室中隔欠損症など先天性疾患のシャントの程度は，肺体血流比（Qp/Qs）で評価します．これは右室（RV）から肺循環系へ流れる血流量（Qp）と左室（LV）から全身へ流れる血流量（Qs）の比です．左心系から右心系への左→右シャントの量が大きいと，肺循環系へ流れる血流が多くなるのでQp/Qsは高くなります．心房中隔欠損や心室中隔欠損で左→右シャントを認め，Qp/Qsが1.0～1.5であればシャント量は少なく，基本的にまだ手術適応はないと考えられます．以前はQp/Qs ＞ 2.0が手術適応とさ

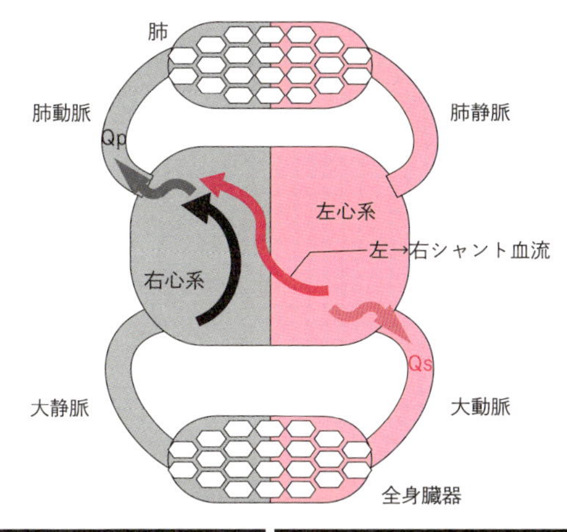

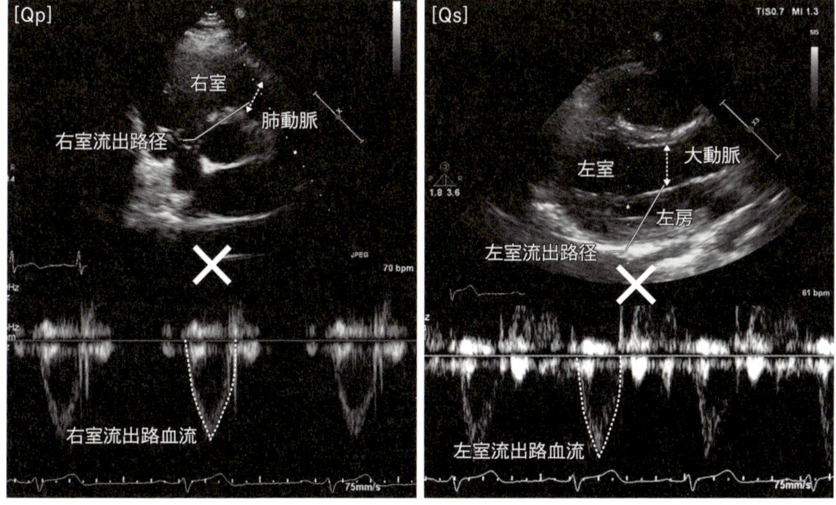

図1　シャント血流の評価としての Qp/Qs

右室流出路の径と血流速波形の面積（時間速度積分）の積と左室流出路の径と時間速度積分の積の比から Qp/Qs を求めます．

されていましたが，外科治療の進歩に伴い，Qp/Qs が 1.5 を超える場合は手術適応とされます．なお，Eisenmenger 症候群に至った先天性心疾患では右→左シャントを認め，Qp/Qs は 1.0 未満となります．心エコーでは左室と右室の流出路の径から流出路断面積を，ドプラエコーで流出路の血流速度を求めて，そこから両流出路を通過する血流量を計算し，その比を Qp/Qs として求めます（図 1）.

なお，病状の評価としては Qp/Qs 以外に右心系拡大の程度や肺動脈圧などの情報も重要です．肺高血圧の合併は治療方針や予後に大きな影響をもたらします．

心房中隔欠損症

成人の心エコーで遭遇する未手術の心房中隔欠損症の多くは二次孔欠損で，欠損孔は卵円窩の部位に認めます．ドプラエコーで（Eisenmenger 症候群でない限り）左房（LA）から右房（RA）へ向かう左→右シャントを認め，右房および右室の拡大を認めます（図 2）.

「ガイドライン」[1] では症状の有無にかかわらず，右房・右室拡大を認めるような有意な左→右シャント（目安として Qp/Qs ＞ 1.5）があり，肺血管抵抗（PVR）＜ 5 ウッド単位の症例は心房中隔欠損症閉鎖術の適応（クラス I）とされています．

近年ではカテーテルを使った閉鎖術がしばしば実施されます．ただし，経カテーテル治療が可能であるのは欠損孔の径が 38 mm 未満の二次孔欠損で，大きな欠損孔は適応になりません．また欠損孔の周囲に幅 5 mm 以上の心房中隔の組織が存在している必要があります．経カテーテル治療を検討している場合は，それらの情報も重要です（欠損孔周囲の情報については経食道心エコーが行われることもあります）.

なお，心房中隔欠損症には僧帽弁逸脱症や肺動脈弁狭窄症（PS）を合併することもあり，これら合併疾患の有無にも注意します．

心室中隔欠損症

心室中隔欠損症は心エコーにより欠損孔が中隔のどの位置にあるかを同定でき，それにより分類がなされます（図 3）.

右室は左室よりも腱索などの構造が発達しています．中隔に沿って中隔帯とよばれる筋肉の盛り上がりがあり，これは頭側に向かうと前方脚と後方脚の 2 つに分かれます．この 2 つの脚にはさまれる部分が漏斗部中隔となります．後下脚は三尖弁方向に伸びて流入路中隔と漏斗部中隔の境界となっています（なお，中隔帯はその前面から自由壁に向かっても走行し，これが調節帯〈moderator band〉になります）．膜性中隔は心室中隔の上部後ろ側にあり，

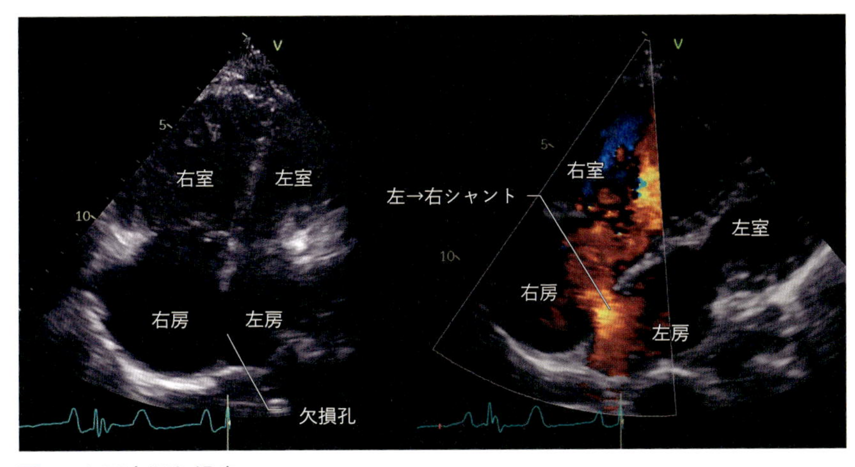

図2　心房中隔欠損症
左に欠損孔を，右に欠損孔を通過するシャント血流を示します．

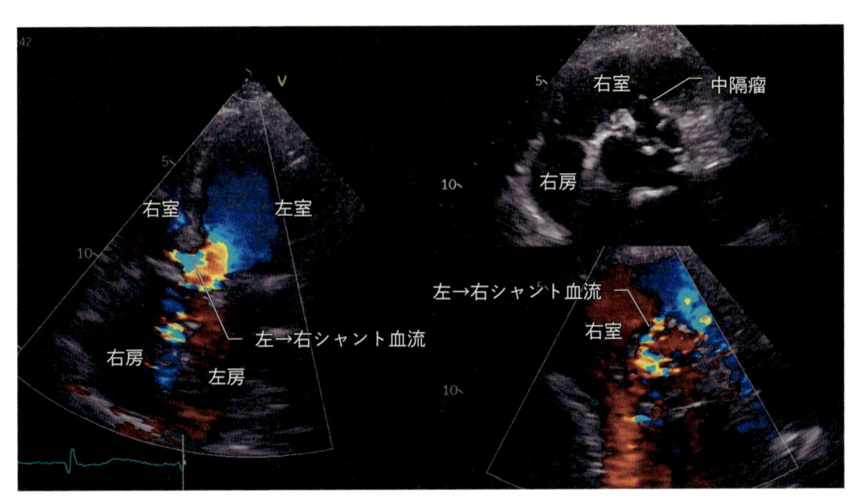

図3　心室中隔欠損症膜性部型

薄く繊維性の組織で構成され大動脈前庭と右心房の下部および右心室の上部を隔ています（図4）．

心室中隔欠損症は欠損孔が中隔のどの部分にあるかによって分類されます．

Kirklin の分類

Kirklin の分類では，I 型（漏斗部欠損），II 型（膜性部欠損），III 型（流入

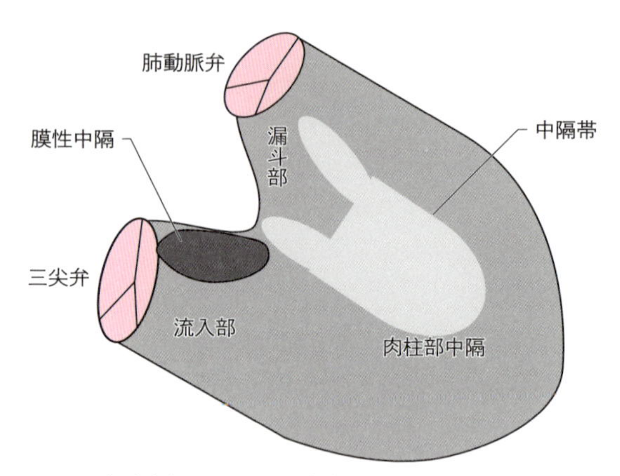

図 4　右室側から見た心室中隔
右室自由壁を外した状態で右室側からみた心室中隔の概念図.

部欠損)，IV 型（筋性部欠損）の 4 つに分類します.

I 型（漏斗部欠損）

漏斗部欠損は，漏斗部中隔に存在するもので右室流出路にあたり，多くは欠損孔の一部が半月弁に接します．そのため大動脈弁の逸脱，閉鎖不全を合併することも少なくありません.

II 型（膜性部欠損）

膜性部欠損は，膜性部中隔を中心にその周辺に伸びるもので，欠損孔は房室弁や大動脈弁に接しています.

III 型（流入部欠損）

心内膜床欠損症（房室中隔欠損症）であり，心房中隔と心室中隔のつなぎ目に欠損があります．多くは乳児期に発見されますが，まれに成人まで無症状のこともあります．トリソミー21 に合併することも多いことが知られています.

IV 型（筋性部欠損）

筋性部欠損は，欠損孔の周囲がすべて筋性組織となっているもので，漏斗部中隔，流入路中隔，肉柱部中隔などの場所に存在し，肉柱部中隔に存在する場合はしばしば多孔欠損（スイスチーズ型）になります.

最近では膜性部欠損，漏斗部欠損，筋性部欠損の 3 つに分類した Sotos 分類が簡便なためよく使われます.

膜性部欠損については70％が自然閉鎖します.多くは乳児期のうちに閉鎖し,それ以降では閉鎖率は減少しますが,それでも思春期以降の自然閉鎖率は6～15％とされます.心エコーでは心室中隔瘤として認められ,シャント血流がないことで自然閉鎖と考えられます.

成人になるまでに自然閉鎖しない例では,肺動脈圧が正常でQp/Qs ＜ 2.0の例の長期予後は良好とされていました.しかし,小さな欠損孔でも感染性心内膜炎を起こすリスクがあることが考慮され,現在では肺高血圧がなく,Qp/Qs ＞ 1.5かつ左室拡大がみられる場合は手術適応とされています.

実際の検査所見をみてみましょう

図2の心房中隔欠損症の症例です（表1）.以前も健診にて心雑音などを指摘されるも医療機関へは受診していませんでした.最近になって易疲労感,階段昇降時の息切れなどを認めるようになり,近医を受診し心雑音精査のため筆者の施設に紹介されました.

心エコーの検査所見としては,「心房中隔に欠損孔を認め,Qp/Qs＝3.7で右心系負荷を認める.2Dエコーでは径16 mmと計測される.欠損孔周囲の辺縁は各部位で5 mm以上認める」とありました.その後に実施した3Dエコーにて欠損孔が2か所存在することが確認されました.

左→右シャントで,TR-PGは正常上限で,明らかな肺高血圧症ではなさそうです.右室は拡大していますが三尖弁輪収縮期移動距離（TAPSE）は高値で右室収縮能は保たれています（右室への容量負荷＝前負荷上昇により,Frank-Starlingの法則に従って右室の収縮能が亢進しています）.

Qp/Qs ＞ 1.5であり,Eisenmenger症候群にはなっていないので手術適応と考えます.欠損孔の径がそれほど大きくないこと（38 mmを超えると適応外）,欠損孔周囲の辺縁が十分にあることから,経カテーテル的閉鎖術の適応と考えました.欠損孔は2つありましたが,無事に閉鎖することができました.

表1　心エコー図検査所見

Dimension	
LVDd	31 mm
LVDs	17 mm
IVST	6 mm
PWT	7 mm
EF	77 %
FS	45 %

LA volume	
LA 径	41 mm
LAV	70.2 mL
LAVI	36.9 mL/m^2

RV function	
RVd	51 mm
TAPSE	39.5 mm
RV-FAC	46 %

TR	
TR	2/4
TR peak velocity	2.78 m/s
TR-PG	31 mmHg

LVDd：左室拡張末期径，LVDs：左室収縮末期径，IVST：心室中隔壁厚，PWT：左室後壁壁厚，EF：左室駆出率，FS：左室内径短縮率，LA：左房，LAV：左房容積，LAVI：左房容積係数，RV：右室，RVd：右室径，TAPSE：三尖弁輪収縮期移動距離，RV-FAC：右室面積変化率，TR：三尖弁閉鎖不全，TR-PG：三尖弁閉鎖不全での圧較差.
図2の心房中隔欠損症症例の検査所見.

文献

1）日本循環器学会，他．成人先天性心疾患診療ガイドライン（2017年改訂版）．2018 https://www.j-circ.or.jp/cms/wp-content/uploads/2017/08/JCS2017_ichida_h.pdf（2024年10月26日閲覧）

C ドプラエコーの指標：弁膜疾患など

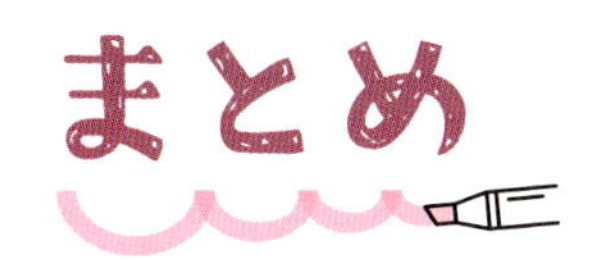

まとめ

ドプラエコーによる弁膜疾患，先天性心疾患の評価について最低限知っておくべきポイントをまとめてみました．

- 軽症と重症の間の値は中等症とします．
- 重症度は一つの指標で決まるものではなく，複数の指標から総合的に判断する必要があります．

大動脈弁狭窄症の評価

- 大動脈弁狭窄症の重症度評価
  - ・最大血流速度（Vmax）：3.0 m/s 未満は軽症，4.0 m/s 以上は重症
  - ・平均圧較差（mean PG）：20 mmHg 未満は軽症，40 mmHg 以上は重症
  - ・大動脈弁開口面積（AVA）：> 1.5 cm^2 より大きければ軽症，1.0 cm^2 未満は重症
- 大動脈弁二尖弁にも注意

大動脈弁閉鎖不全症の評価

- 定性的重症度評価
  - ・逆流ジェット到達度：1/4～4/4（簡便だが信頼性低い）
  - ・vena contracta（VC）：0.3 cm 未満は軽症，0.6 cm より大きければ重症
  - ・pressure half time（PHT）：500 ms より大きければ軽症，200 ms 未満は重症
- 定量的評価
  - ・有効逆流弁口面積（EROA）：0.10 cm^2 未満は軽症，0.30 cm^2 以上は重症
  - ・逆流量（RV）：30 mL 未満は軽症，60 mL 以上は重症
  - ・逆流率（RF）：30 % 未満は軽症，50 % 以上は重症

僧帽弁狭窄症の評価

- 断層エコーでの僧帽弁開口面積：比較的信頼できる指標
  - ・開口面積（MVA）：1.5 cm^2 以上は軽症，1.0 cm^2 未満は重症
- ドプラエコーでの評価
  - ・平均圧較差（mean PG）：5 mmHg 未満は軽症，10 mmHg より大きければ重症
  - ・pressure half time：150 ms 未満は軽症，220 ms より大きければ重症
- 経皮的僧帽弁交連切開術（PTMC）
  - ・Wilkins スコアが 8 点以下の症例が適する

僧帽弁閉鎖不全症の評価

- 僧帽弁の構造：前尖（A1，A2，A3），後尖（P1，P2，P3）
- 機序による僧帽弁閉鎖不全症（MR）の分類
  - ・一次性：弁尖逸脱（prolapse）など
    ※弁尖逸脱では弁尖は左房内に落ち込む
  - ・二次性：左室拡大による tethering，弁輪拡大など
    ※ tethering では弁尖は左室内へ牽引される
- 定性的な重症度評価
  - ・定性的重症度評価
    ※逆流ジェット到達度：1/4〜4/4（簡便だが信頼性低い）
    ※逆流ジェット / 左房面積比：50 % 以上では重症の可能性が高い
  - ・半定量・定量評価
    ※ vena contracta：0.3 cm 未満を軽症，0.7 cm 以上を重症
    ※有効逆流弁口面積：0.20 cm^2 未満を軽症，0.40 cm^2 以上を重症
    ※逆流量：30 mL 未満を軽症，60 mL 以上を重症
    ※逆流率：30 % 未満を軽症，50 % 以上を重症

三尖弁閉鎖不全症の評価

- 重症度評価
  - ・逆流ジェット面積：10 cm^2 より大きければ重症
  - ・vena contracta：0.3 cm 未満で軽症，0.7 cm 以上で重症（2 断面の平均）
  - ・逆流弁口面積：0.20 cm^2 未満は軽症，0.40 cm^2 以上は重症

- 逆流量：30 mL 未満は軽症，45 mL 以上は重症
- 重症の評価は今後 severe，massive，torrential に細分化される可能性あり

先天性心疾患

- 左→右シャント疾患の評価：Qp/Qs を求める
  - Qp：ドプラエコーによる肺循環の血流量
  - Qs：ドプラエコーによる全身循環の血流量
  - Qp/Qs：1.0〜1.5 ではシャント量は少なく手術適応でないことが多い
    ※ Qp/Qs 1.5 を超える場合は手術適応とされることが多い
- 心房中隔欠損症（ASD）
  - 二次孔欠損が多い（卵円窩に欠損孔）
  - 手術適応：症状の有無にかかわらず
    ※右房・右室拡大を伴う有意な左→右シャント（Qp/Qs ＞ 1.5）
    ※肺血管抵抗（PVR）：5 ウッド単位未満
  - 経カテーテル的閉鎖術の適応
    ※欠損孔の径：38 mm 未満
    ※欠損孔の周囲に 5 mm 以上の組織がある
- 心室中隔欠損症（VSD）
  - 心室中隔欠損症の分類
    ※漏斗部欠損
      ＊欠損孔が漏斗部中隔（右室流出路近傍）
      ＊大動脈弁閉鎖不全を合併することも多い
    ※膜性部欠損
      ＊欠損孔が膜性部中隔：房室弁に接することが多い
      ＊ 70 % が自然閉鎖（心室中隔瘤を認めることも多い）
    ※筋性部欠損
      ＊いろいろな場所の筋性部位に出現しうる
      ＊肉柱部ではしばしば多孔欠損（スイスチーズ型）
  - 手術適応：症状の有無にかかわらず
    ※肺高血圧がない
    ※ Qp/Qs ＞ 1.5 かつ左室拡大が認められる

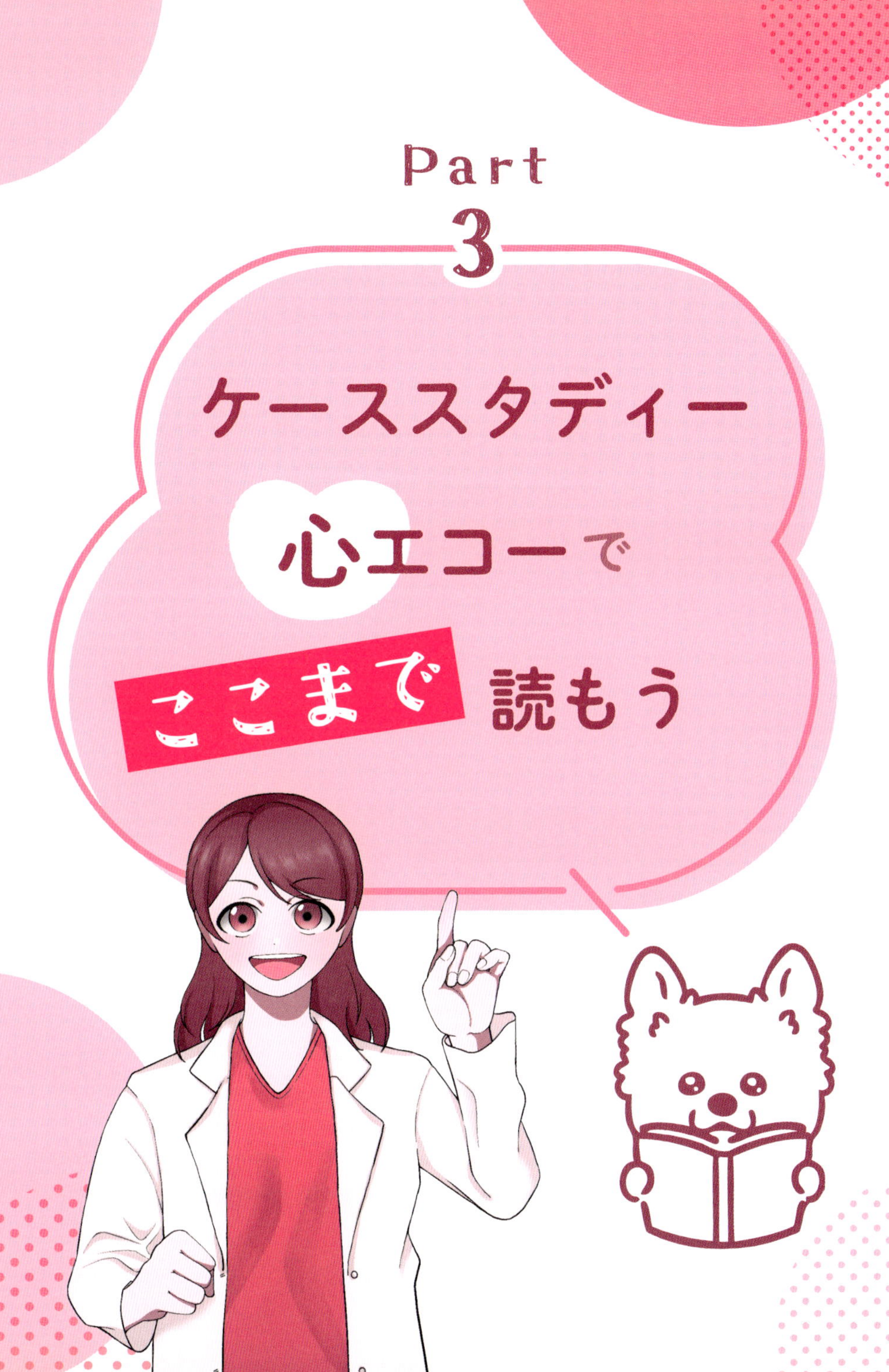
Part
3
ケーススタディー
心エコーで
ここまで読もう

ケース
スタディー 01

下腿浮腫を訴える陳旧性心筋梗塞症例

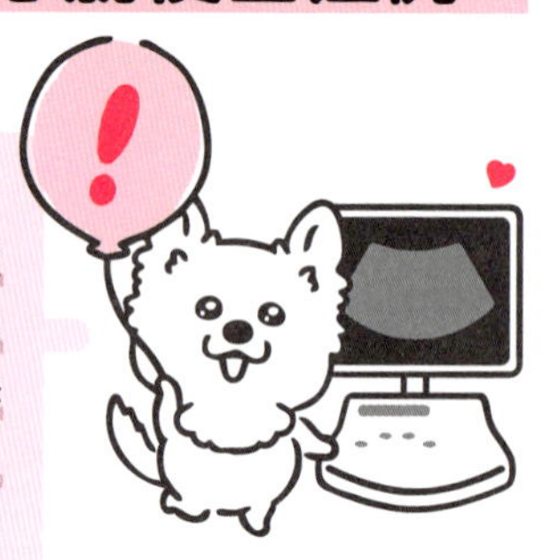

ポイント！

Part 3では心エコーで病態を読み解く方法を，実際の心エコー所見からみていきましょう．まずは心筋梗塞の既往がある患者さんが下腿の浮腫を訴えました．これは単純に心不全の症状と考えてよいのでしょうか．

◆ ◆ ◆

80歳の男性です．30年前に下壁梗塞を発症し，右冠動脈近位部Seg 1に対して経カテーテル的冠動脈形成術（PTCA）による冠動脈再疎通療法を実施しています（この時代にはステントはまだなく，バルーンによる再疎通です）．その後，狭心症により右冠動脈および左前下行枝へのステント留置を実施しています．その後は胸痛も認めず，心不全症状も認めていませんでした．

しかし最近，生活環境の変化もあり下腿の浮腫を訴えるようになりました．浮腫自体は軽度ですがBNPは65.0 pg/mLと軽度上昇を示し，心不全の可能性も否定できないとのことで心エコーを依頼されました．

図1に示すのは筆者の施設での実際の所見用紙です．独自の様式で，ほかの施設の様式と異なることも多々あるでしょうが，とりあえずこれを用いて説明していきます．Part 2の実際例は，表にするために所見用紙の書き方を一部修正していますが，図1は日頃使用している様式そのものです．そのため少し読みにくかったり，不要な項目があったりします．

検査の依頼は浮腫の原因精査ですので右心系の評価が中心になるかと思いますが，陳旧性心筋梗塞ですので左室機能の評価もみていきましょう．

身長： 163(cm)　体重： 67 (kg)　体表面積： 1.72 (m2)
LV mass： 181.9(g)　LV mass index： 105.8(g/m2)　RWT： 0.42
血圧： 124/ 53 (mmHg)

【Dimension】
AoD： 30 (mm)
LVDd： 48 (mm)
LVDs： 30 (mm)
IVST： 11 (mm)
PWT： 10 (mm)
EF： 37 (%)
FS： 18 (%)

【LA volume】
LAD1： 37 (mm)
LAD2： 44 (mm)
LAD3： 44 (mm)
ellipsoid法： 37.5 (ml
LAVI： 22 (ml/m2)
LA ESV： 39.5 (ml)
LA ESVI： 23 (ml/m2)

【RV outflow】
RVOT vel.： 0.95 (m/s)
RV径： 27 (mm)
TAPSE： 20.2 (mm)

【IVC】
16/5 (mm) (呼気/吸気)

【LV volume】
EDV： 98.6 (ml)
ESV： 45.6 (ml)
EF： 54 (%)

【LV-GLS】
LV-GLS： 12.9 (%)

【LV inflow】
E vel： 0.80 (m/s)
A vel： 1.04 (m/s)
E/A： 0.77
DcT： 243(ms)
IRT： 46(ms)

【Valve(regurgitation)】
MR：2/4
%JET/LA： 24(%)
AR：no～1/4
TR：no～1/4　PG： 14 (mmHg)
TR-PV： 1.87 (m/s)

PR：mild　PG： 2 (mmHg)

【PE】
Pericardial effusion：なし

【LV outflow】
LVOT vel.： 0.92 (m/s)
LVOT径： 25.1 (mm)
VTI： 19.2(cm)
SV： 95 (ml)
CO： 6.8 (l/min)
CI： 4 (l/min/m2)

図1　心エコー図検査所見（次頁につづく）

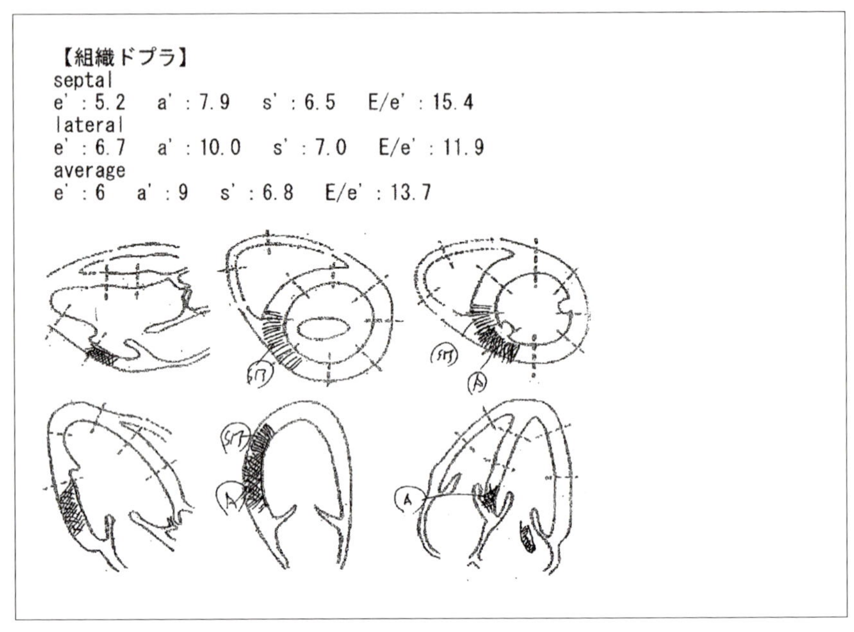

図1　心エコー図検査所見（図1のつづき）

検査所見の読み方

局所壁運動の評価

検査所見の下部には各断面でみた局所壁運動をスケッチで示しています．筆者の施設の方法で必ずしも一般的ではありません．［A］は壁運動消失(akinesis)，［SH］は高度壁運動低下（severe hypokinesis)，［H］は壁運動低下(hypokinesis)の領域を示しています．もととなった心エコーの画像（図2）と比べてみてください．

これを一般的な17分画モデルのbull's eye表示に書き直すと図3のようになります．**Part 2-A-09「左室壁運動の評価②」**の**図2**(p. 50)と重ねてみると，この領域は右冠動脈の支配領域であることがわかります．p. 50の**図2**よりも壁運動異常の範囲が小さいのは再灌流により収縮が改善した領域があるからです．

このように局所壁運動がある本症例での左室機能はどうでしょうか．

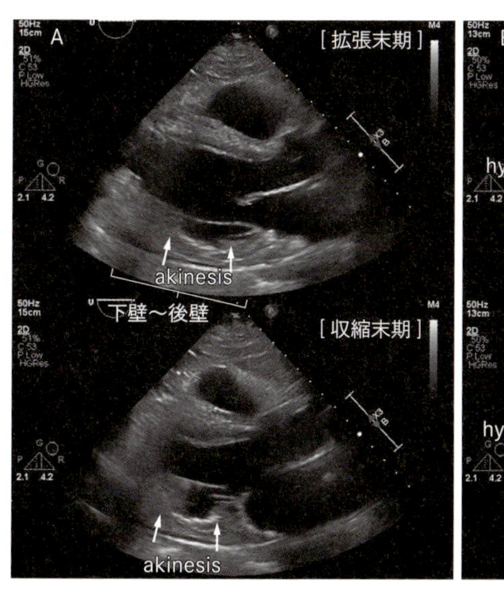

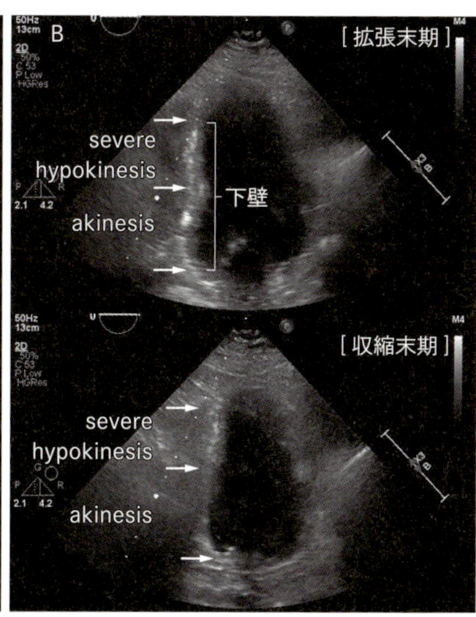

図2　本症例の局所壁運動

A：傍胸骨左縁長軸像.
B：心尖二腔像.
下壁領域の壁運動消失（akinesis）を認めます.

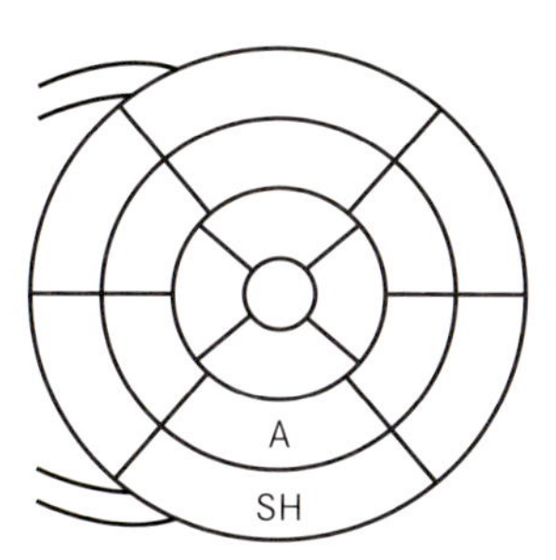

図3　17分画モデルでの局所壁運動異常

17分画モデルによる表現. [A]は壁運動消失（akinesis）, [SH]は高度壁運動低下（severe hypokinesis）の領域を示しています.

左室径と左室駆出率の評価

左室（LV）の径や大きさは【Dimension】の項に，左室容積および左室駆出率（EF）は【LV volume】の項にまとめています．左室駆出率が【Dimension】と【LV volume】の両方にあり，それぞれ“37％”と“54％”と全く異なっています．【Dimension】の左室駆出率は左室拡張末期径（LVDd），左室収縮末期径（LVDs）から Teichholz 法で求めた値で，【LV volume】の左室駆出率は Simpson 法で求めた値です．本症例のように局所壁運動があるような場合は Teichholz 法で求めた左室駆出率は不正確になります．もし，両方の左室駆出率が併記されている場合は Simpson 法で求めた値を用います．ただし，局所壁運動が正常な例では両者の差は小さいので，簡易に求められる Teichholz 法のみを求めていることもあります（**Part 2** での左室駆出率は Simpson 法に基づいています）．

左室機能の評価

左室収縮能

この症例の左室駆出率は54％ですので，左室収縮能としては正常とされます．しかし，左室の長軸方向ストレインは－12.9％と低下しており，潜在的（subclinical）には左室収縮能の低下があると考えます．

なお，【LV outflow】の項で心拍出量（CO）を求めていますが，心拍出量も心拍出量係数（CI）も正常に保たれています．

左室拡張能

左室拡張能はどうでしょうか．【LV inflow】の項でみると E/A＝0.77 は弛緩能低下となりますが，80歳ですのでこれだけでは異常とはいえません．【組織ドプラ】の項をみてみると，septal（中隔側），lateral（側壁側）ともに e' は低く，中隔側では E/e' は 15.4 と高値ですが，両者の平均では E/e' 13.7 となっています．壁運動異常があると e' は低く評価されますので，本症例でも中隔側の e' は近傍の局所壁運動異常の影響を受けて過小評価され，その結果，E/e' が過大評価されている可能性もあります．

左房（LA）の大きさは【LA volume】の項にまとめています．全く筆者の施設独特の書き方でわかりにくく，申し訳ないのですが，「LAD1」が左房径にあたります．また，「LA ESV」が Simpson 法で求めた左房容積（LAV）で，「LA ESVI」が左房容積係数（LAVI）にあたります（LAD2，LAD3 はほかの断面での左房の縦径，横径で，3つの径から簡易式〈ellipsoid法〉で求めた左房容積および左房容積係数がその下に示されています．この方法では左房容積を過小評価してしまいます．読者はこの値は無視してください）．左房容積係数は23 mL/m^2と正常範囲で左房拡大はありません．【Valve（regurgitation）】の項は閉鎖不全をまとめていますが，三尖弁閉鎖不全（TR）の最大血流速度（TR-PV）は1.87 m/sで高くありません．左室駆出率は＞50％と正常範囲ですので**Part 2-B-09「心エコーによる左室拡張障害の診断」の図1**（p. 81）のフローチャートを使うと，4項目のうちe' 速度しか基準を満たしませんので，この症例は左室拡張障害はなく，少なくとも安静時には左室充満圧の上昇はないと考えます．

なお，僧帽弁閉鎖不全（MR）は2/4ですが，逆流ジェットと左房の面積比（%JET/LA）は24％と小さく，軽度の僧帽弁閉鎖不全のみで，臨床的な影響はなさそうです（「no〜1/4」はtrivial〈微小〉なものを意味しています）．

以上をまとめると，左室については陳旧性心筋梗塞による壁運動消失（akinesis）を下壁領域に認めますが，左室収縮能はほぼ保たれており，拡張障害はないと判断されます．

右室機能の評価

右心系をみてみましょう．

【IVC】は下大静脈径を示し，"/"の前の数値が呼気時の，後ろが吸気時の径です．呼気時の径は16 mmと正常で，呼吸によって50％以上縮小しますので，循環血漿量の過剰はなく，左房圧（≒中心静脈圧）は3 mmHgと推定されます．右室（RV）については【RV outflow】の項をみると右室径の拡大はなく，右室収縮能の指標である三尖弁輪収縮期移動距離（TAPSE）（**Part 2-A-07「右心系の評価」**〈p. 37〜43〉参照）も20.2 mmと正常です．

以上より，右室機能は正常で容量負荷もなく，下腿浮腫は心源性の可能性は低いと考えます．

ケース
スタディー 02

動悸，呼吸困難感で救急搬送された症例

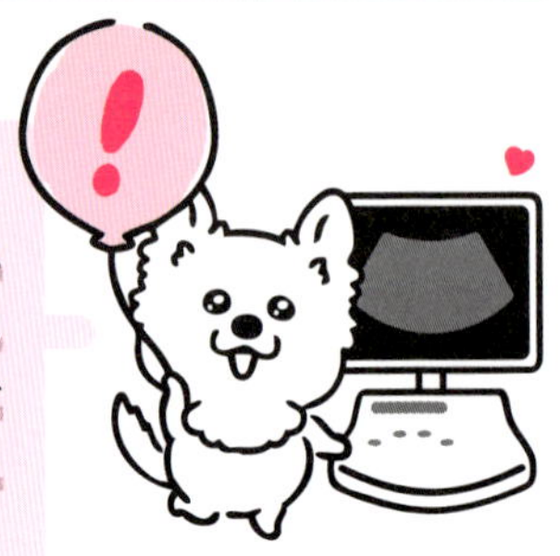

ポイント！

心エコーは救急の現場で大活躍する検査です．急性冠症候群を疑う症例では治療を急ぐのでなかなか心エコーを実施することはできません．ここではたまたま治療前に心エコーを実施できた貴重な症例をみていきましょう．

◆◆◆

55 歳の男性です．2～3 週間前から労作時の動悸，息切れが出現．症状は 1～2 分で消失も次第に頻度が増えていました．入院当日朝より動悸，呼吸困難感が出現し筆者の施設へ緊急搬送となりました．来院時も症状は持続していましたが，明らかな胸痛の訴えはありません．血圧 150/110 mmHg，心拍数 139 bpm で酸素飽和度は 95 % と低下していました．心電図は心房細動で，I，aVL，V2～6 誘導と広範に ST 上昇を認めました．心室期外収縮の散発も認めています（図 1）．

ST 上昇型心筋梗塞（STEMI）と考え，直ちに心臓カテーテルを実施しました．急を要する状況でしたが，カテ室出棟前にたまたまわずかな時間がありましたので最低限の心エコーを記録することができました．

では，心エコー図検査所見（図 2）をみてみましょう．

壁運動の評価

局所壁運動異常の読み方

カテ室への出棟前のごく短時間に記録したものであり，かつ心房細動であったために必要な項目のみしか記録できていないのは仕方がありません．

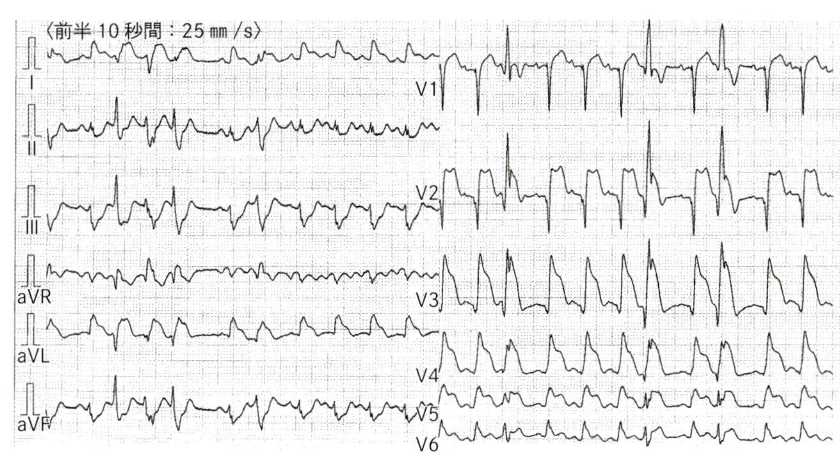

図1　来院時心電図
調律は心房細動でⅠ，aVL，V2～6誘導と広範にST上昇を認める．心室期外収縮も散発しています．

まずは検査所見（図2）右下のスケッチをみてみましょう．斜線部で示した部位が壁運動異常を示した領域で，二重斜線の部分は壁運動消失（akinesis）の領域です．各断面は心エコーでの標準的な断面で，いずれにおいても前壁領域の比較的広い範囲が壁運動消失であることがみて取れます．実際の画像での壁運動異常の範囲は図3のようになります．

緊急カテーテルでは左前下行枝が近位部（AHA分類のSeg 6）から閉塞していました．このように広範な壁運動異常を呈する場合，特に，心室中隔基部より壁運動異常を認める場合は左前下行枝近位部が責任病変と考えられま

Column

心電図から読む責任病変

本症例においては，心電図からも冠動脈の責任病変などについて推測することが可能です．Ⅰ，aVL誘導においてST上昇が認められることは対角枝領域も虚血に陥っていることを示し，責任病変は対角枝よりも近位にあり，左前下行枝近位部である可能性が高いことを示します．また胸部誘導でのST上昇が広汎であることは前壁中隔の虚血領域が広いことを示しています（もっとも，下壁領域への回り込みを考えると，Ⅱ，Ⅲ，aVF誘導でのST上昇があってもよさそうですが）．

身長：172 cm　体重：68 kg　体表面積：　(m2)
LV mass：　(g)　LV mass index：　(g/m2)　RWT：
血圧：　(mmHg)

【Dimension】
AoD 31 (mm)
LVDd 45 (mm)
LVDs 36 (mm)
IVST 11 (mm)
PWT 10 (mm)
EF 42 (%)
FS 21 (%)

【LV volume】
EDV　(ml)
ESV　(ml)
EF 35 (%)

【LA volume】
LAD1 36 (mm)
LAD2 42 (mm)
LAD3 49 (mm)
ellipsoid法 (ml)
LAVI (ml/m2)
LA ESV(BP法) (ml)
LA ESVI (ml/m2)

【RV outflow】
RVOT vel. nd (m/s)
RV径 26 (mm)
TAPSE nd (mm)

【IVC】
13 / (mm) (呼気/吸気)

【LV inflow】
E vel. 1.82 (m/s)
A vel. (m/s)
E/A
IRT (ms)
DcT (ms)

【Valve(regurgitation)】
MR no～1/4
%JET/LA (%)
ERO (cm2)
RV (ml)
vena cont. (mm)
AR no
vena cont. (mm)
PHT (ms)
TR 1/4 (peak PG) (mmHg)
TR-PV (m/s)
PR no (PG) (mmHg)

【PE】
Pericardial effusion：なし

図2　心エコー図検査所見

す．前壁梗塞でも心室中隔基部の局所壁運動は正常に保たれ，それ以降の左室（LV）中部から壁運動異常を認める場合は左前下行枝中部（Seg 7）が責任病変と考えられます．

左室17分画モデルでの表示

このような壁運動異常の広がりは左室17分画モデルで示したほうがわかりやすいこともあります．図4に，本症例（図4A）と左前下行枝中部を責任病変とするST上昇型心筋梗塞症例（図4B）の壁運動異常の範囲を画像と17分画モデルで示します．

【LV outflow】
LVOT vel. 0.73 (m/s)
VTI 15.00 (cm)

【組織ドプラ】

e'medial 9.1	e'lateral 7.0	e'mean (cm/s)
a'medial	a'lateral	a'mean (cm/s)
s'medial 5.3	s'lateral	s'mean (cm/s)
E/e'medial	E/e'lateral	E/e'mean

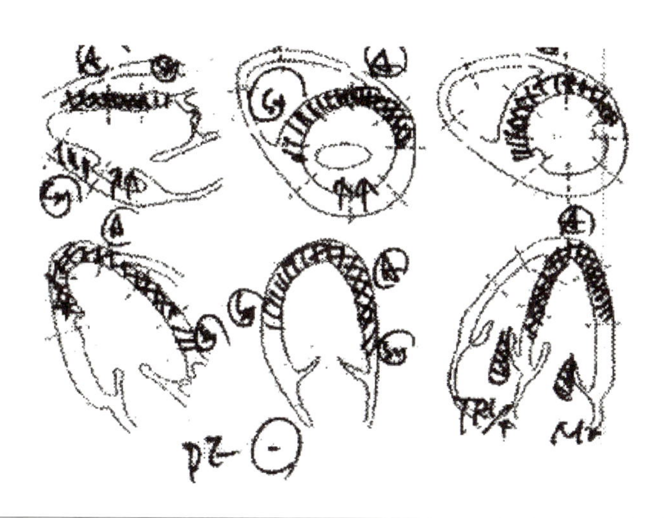

ただし，局所壁運動異常は責任病変の位置のみで決まるわけではなく，責任動脈の大きさや側副血行路の有無などが影響します．本症例（図4A）の冠動脈は比較的大きく，心尖部については下壁側まで支配していました．そのため17分画モデルの心尖部（内側の円の部位）は下壁側まで壁運動異常を認めます．それに対して図4Bの症例は心尖部への回り込みはそれほど大きくなく，心尖部の下壁側の収縮は保たれていました．また，本症例で完全に壁運動が消失せず，高度壁運動低下（SH）の領域は側副血行路による血流があった部位と思われます．ただし下壁中隔領域への側副血流はそれほど

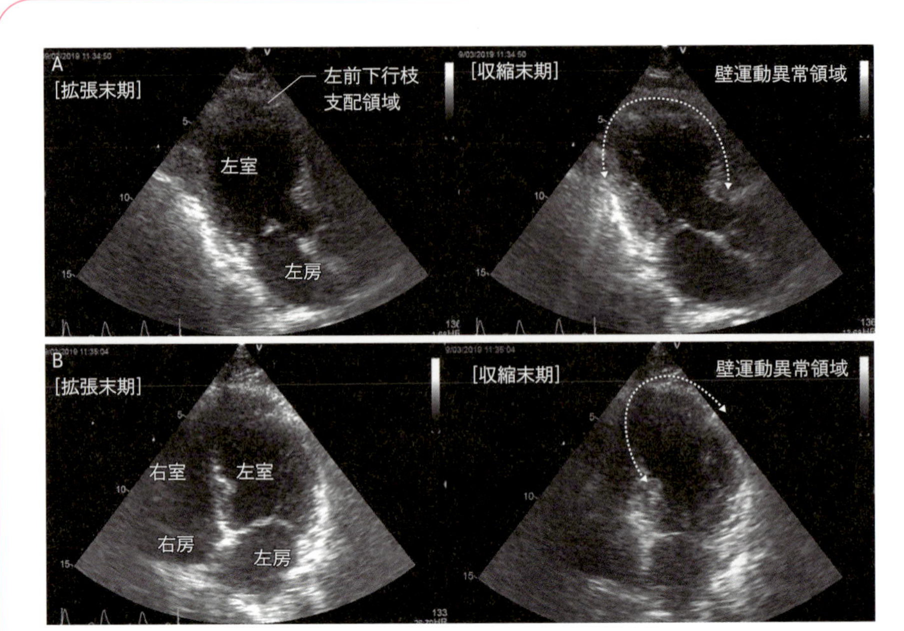

図3　ST上昇型心筋梗塞症例における壁運動異常の範囲
A：心尖長軸像.
B：心尖四腔像.
壁運動異常の領域は広汎で心室中隔の基部にまで及びます（A右）.

良好ではなく中隔の広い範囲に壁運動異常を認めます．それに対して図4Bの症例では側副血行路が良好に発達しており，下壁中隔の壁運動は保たれています．このように壁運動の分布を評価することで責任病変の位置や冠動脈の解剖学的な大きさ，側副血行路の状態まで推測できるのが心エコーの面白さです．

左室機能の評価

左室収縮能の評価

虚血範囲が広いため左室収縮能も低下しています．心エコー図検査所見（図2）の【Dimension】の項に左室径が記されていますが，おそらく記録した画像から，後で計測したものと思われます．【LV volume】の項に左室駆出率（EF）35％と記載されています．図2には記載はありませんが，この左

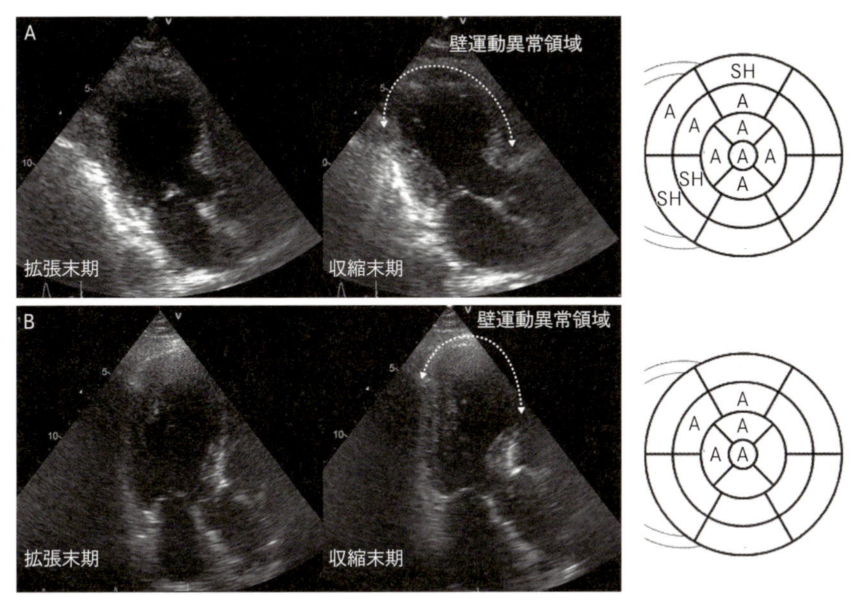

図4　前壁梗塞における局所壁運動異常出現の範囲

A：左前下行枝近位部（Seg 6）の完全閉塞（本症例）．壁運動異常は中隔基部に及びます．17分画モデル（右）では左室基部の自由壁領域にも壁運動異常を認めます．

B：左前下行枝中部（Seg 7）を責任病変とする症例．中隔基部の壁運動は保たれています．

室駆出率はSimpson法ではなく目視法（eye-ball）で計測されていることが検査所見には付記されていました．目視法は心エコーの画像から左室駆出率を「見た目」で判断する方法です．主観的な方法ではありますが，経験のある検者の判断はかなり正確であることが証明されており，広く認められている方法です．正確な数値を求めるものではないので，本検査所見のように特定の数値を示すのではなく“35～40％”のように5％刻み，あるいは10％刻みで表示するのが一般的です．

左室拡張能の評価

肺うっ血を伴っていることから，肺高血圧症の合併がありそうです．心房細動ですが【LV inflow】で左室流入波形のE波速度，【組織ドプラ】でe'波速度が記載されており，平均のE/e'は23と計算され（中隔側182/9.1＝20と側壁側182/7＝26の平均値），左房圧上昇が示唆されます．三尖弁閉鎖不全（TR）も認めますが，緊急の心エコーであり最大流速の計測は行ってい

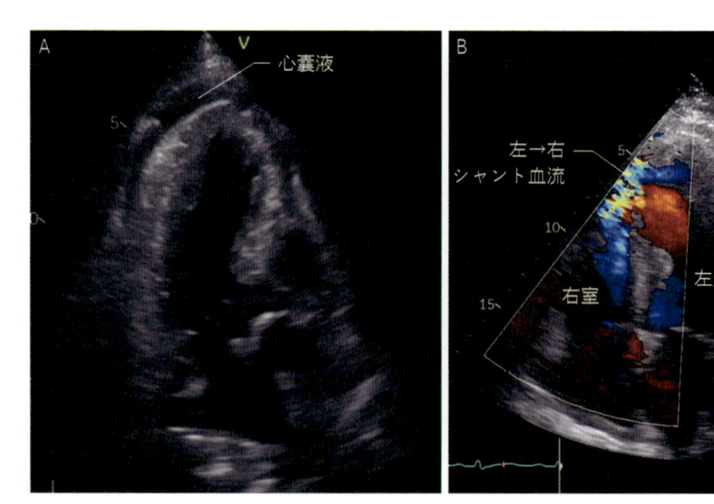

図5　PCI後にショックを呈したST上昇型心筋梗塞2症例
A：左室周囲に心嚢液貯留を認め，左室自由壁破裂と診断しました．
B：ドプラエコーで左室→右室へのシャント血流を認め心室中隔穿孔と診断しました．

ません．なお，左房容積（LAV）は記載されていませんが，ellipsoid法という簡易的な方法で左房容積＝π/6×（左房径）×（左房長軸長）×（左房短軸長）が成り立ちます．本症例では【LA volume】の左房径，左房長軸長，短軸径よりπ/6×3.6×4.2×4.9＝38.8 mL，左房容積係数（LAVI）22 mL/m^2となります．この方法で求めた左房容積は過小評価の可能性はありますが，それでも左房（LA）の拡大はなく心筋梗塞発症前に慢性的な左室拡張障害があった可能性は低いと思われます．

急性冠症候群での心エコー検査

本症例はST上昇型心筋梗塞症例ですが，カテ室に出棟する前にわずかな時間があったので心エコーを記録した症例です．ST上昇型心筋梗塞では一刻も早く再疎通を行うことが重要であり，心エコーの実施によってカテ室への出棟が遅れるようなことは絶対に許されません．本症例はたまたま実施できたのであり，かつ，ほかのスタッフによるカテ室出棟の準備と並行して実施しています．仮に心エコーを実施する場合でも，現場では最低限の画像記録にとどめ，計測などは記録画像を使って後から実施するようにします．

しかし，急性冠症候群では心エコーは全く不要かというとそういうわけではありません．図 5 は，急性心筋梗塞に対するカテーテルインターベンション（PCI）後にショックを呈した症例の心エコーです．図 5A の症例は心囊液の貯留を認め左室自由壁破裂と診断されました．この症例では心囊液の量はそれほど多くありませんが急激に心囊液が貯留した場合ではショックになります．図 5B はドプラエコーで左室から右室（RV）へ向かうシャント血流を認め，心室中隔穿孔と診断されました．急性冠症候群に伴う機械的合併症（自由壁破裂，心室中隔穿孔，乳頭筋断裂）はまれな合併症ですが，正しく処置しないと命にかかわる重篤な合併症です．また，PCI 時に冠動脈穿孔を生じ，心タンポナーデ，ショックにいたる症例も決してまれではありません．PCI 後に状態が改善しない，あるいは悪化した症例に対しては心エコーでの原因精査は必須です（図 5）．

ケーススタディー 03

呼吸困難感で緊急入院した症例

ポイント！

突然の呼吸困難感で緊急受診となった患者さんです．症状より急性心不全の可能性が高いのですが，治療に際しては心不全の病態を理解することが重要です．そんなときこそ心エコーは強いみかたです．

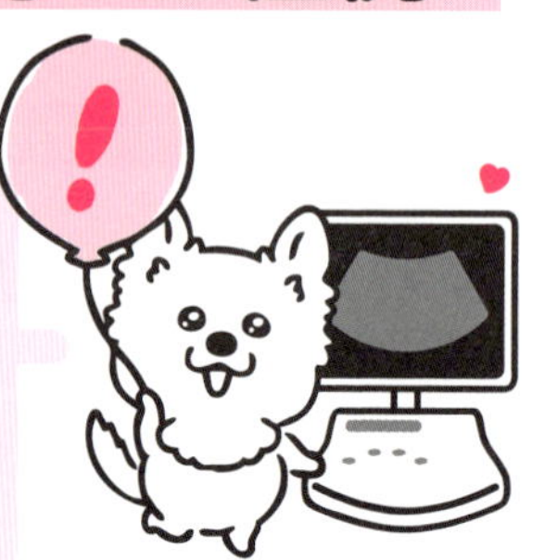

◆ ◆ ◆

40 歳代前半の男性です．以前より高血圧を指摘されるとともに，他院で心不全での緊急入院の既往歴があります．半年前からは通院・服薬を自己中断していました．就寝中に呼吸困難，起坐呼吸が出現し筆者の施設へ救急搬送されました．来院時血圧は 200/120 mmHg，全肺野に湿性ラ音を聴取しますが，下腿浮腫は認めません．胸部 X 線像で肺うっ血を認めクリニカルシナリオ（CS）1 の急性心不全と診断しました．

心エコー図検査実施は入院から 5 時間後で，酸素投与，降圧療法，利尿薬投与にて状態は安定していました．ただし，検査時の血圧は 147/95 mmHg とまだ高値でした．

では，心エコー図検査所見（図 1）をみてみましょう．

左室機能の評価

検査所見として，検査値以外に下記が記載されていました．

①肺エコーでは両側に複数の B ラインを認め，肺うっ血を示唆しています（肺エコーは本書では触れていませんが，肺うっ血の迅速かつ正確な診断が可能です）．

身長：174(cm)　体重：62.7 (kg)　体表面積：1.76 (m2)
LV mass：534.8(g)　LV mass index：303.9(g/m2)　RWT：0.42
血圧：147/ 95 (mmHg)

【Dimension】
LVDd：71 (mm)
LVDs：60 (mm)
IVST：14 (mm)
PWT：15 (mm)
EF：34 (%)
FS：17 (%)

【LV volume】
EDV：149.4 (ml)
ESV：100.5 (ml)
EF：33 (%)

【LA volume】
LAD1：53 (mm)
LAD2：51 (mm)
LAD3：57 (mm)
ellipsoid法：80.6 (ml)
LAVI：46 (ml/m2)
LA ESV：80.09 (ml)
LA ESVI：46 (ml/m2)

【RV outflow】
RVOT vel.：1.17 (m/s)
RV径：29 (mm)
TAPSE：22.6 (mm)

【IVC】
16/8 (mm) (呼気/吸気)

【LV inflow】
E vel：0.75 (m/s)
A vel：0.68 (m/s)
E/A：1.1
DcT：170(ms)
IRT：91.3(ms)

【Valve(regurgitation)】
MR：no～1/4
AR：no
TR：no～1/4　PG：35 (mmHg)
TR-PV：2.96 (m/s)

PR：no

【PE】
Pericardial effusion：なし

【LV outflow】
LVOT vel.：1.06 (m/s)
LVOT径：25.4 (mm)
VTI：19.57(cm)
SV：99.1 (ml)
CO：7.3 (l/min)
CI：4.1 (l/min/m2)

【組織ドプラ】
septal
e'：5.2　a'：4.0　s'：4.8　E/e'：14.4
lateral
e'：8.2　a'：5.8　s'：3.9　E/e'：9.1
average

図1　心エコー図検査所見

②左室（LV）の壁運動は全体的に低下しており，特に局所的な壁運動異常の差は認めませんでした．これは虚血性心疾患よりも心筋疾患の可能性を示唆するものと考えられましたが，多枝病変による虚血性心疾患の可能性を否定するものではありません．

③左室は拡大を認め，全体に球状を呈しています．

次に，計測値をみていきましょう．壁運動低下（hypokinesis）については領域間の差はないということですので，壁運動のスケッチや17分画モデルは示していません（図1）．

左心径の容積の評価

まず，【Dimension】の項で左室の状態をみてみましょう．左室拡張末期径（LVDd），左室収縮末期径（LVDs）は71/60 mmと大きく，高度の左室拡大を認めています．【Dimension】の下にある【LV volume】の項で左室駆出率（EF）は33 %と低下しており，左室駆出率の低下した心不全（HFrEF）と診断されます．

心室中隔壁厚（IVST），左室後壁壁厚（PWT）がそれぞれ14 mm，15 mmと大きく，左室肥大を認めている点に注目が必要です．検査所見上部にある左室重量係数（LVMI）（図1では，「LV mass index」と記載）は，303.9 g/m^2，相対壁厚（RWT）0.42で境界値ではありますが，求心性肥大の形態を示しています（**Part 2-A-05「左室壁厚と左室肥大」の図2**〈p. 32〉参照）．拡張型心筋症では左室拡大に伴って遠心性肥大をしばしば認めますが，求心性肥大を呈することは多くありません．心肥大を伴う心筋疾患の可能性も考えるべきでしょう（図2）．

心拍出量について

左室駆出率は低いのですが，【LV outflow】をみると，心拍出量（CO），心拍出量係数（CI）ともに正常に保たれており，血液駆出量は正常に保たれています．左室容量が大きいため，わずかな収縮でも大きな血液駆出が得られるためです（そのため代償性左室拡大といういい方もあります）．本症例が低心機能でも高い血圧を認めるのは，末梢血管抵抗の亢進に加えて左室の血液駆出が保たれているためです．

低心機能症例の病態を考えるときには，この症例のように左室拡大と，それによる代償的な心拍出量の増加も考慮する必要があります．収縮能が低下しているが，左室拡大がないような症例では十分な血液駆出が得られず，低心拍出量症候群に至る可能性が高くなります．注意すべきは左室拡大はなく，求心性肥大によって左室内腔が小さい症例です．そのような症例では利尿が多いと，容易に低心拍出量症候群になり血圧の低下をきたします．

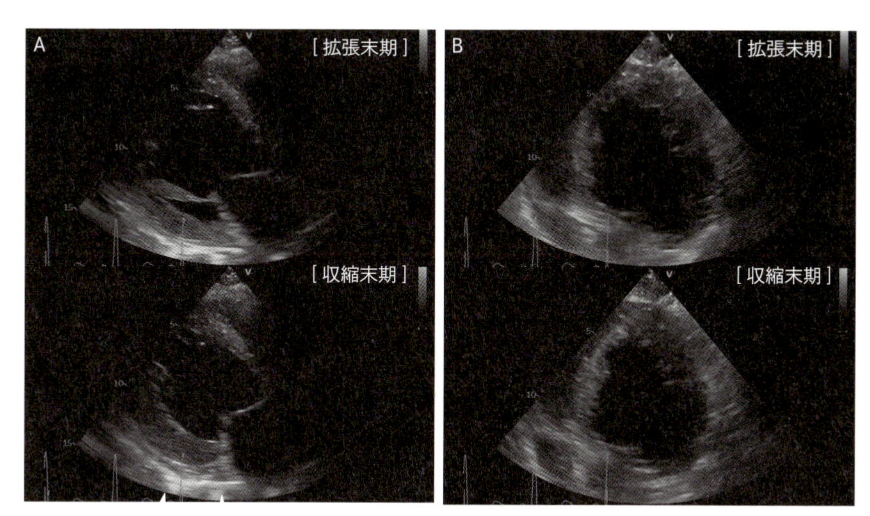

図2 傍胸骨左縁長軸像（A）および心尖四腔像（B）
左室は拡大し，球状の形態を呈しています．左室全体の収縮性低下を認めます．

左室拡張能の評価

左室拡張能はどうでしょうか．【LV inflow】の項をみると，E/A は 1.1 と 1 を超えています．40 歳代ですと正常心機能例では 1.1 は正常パターンと考えますが，左室拡張能低下は左室収縮能低下よりも先に出現するのが一般的であり，本症例のような低心機能例では偽正常型と考えられます．これは【組織ドプラ】の項で e' 波速度が低下していることと一致します．この症例は治療後のため E/e' 比は 11.8 と 14 は下回っています．しかし，【LA volume】をみると左房容積係数（LAVI）（図1 では LA ESVI と記載されています）は 46 mL/m^2 と拡大，三尖弁閉鎖不全症（TR）の最大血流速度（【Valve (regurgitation)】の TR-PV）も 2.96 m/s と高値です．**Part 2-B-09「心エコーによる左室拡張障害の診断」の図2**（p. 83）のフローチャートでは 3 項目のうち 2 つの条件を満たすので，グレード II の左室拡張障害と診断され，左室充満圧は上昇していると考えます（図3）．

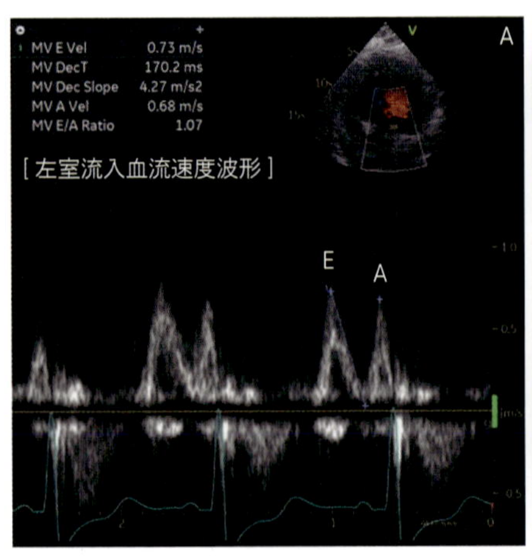

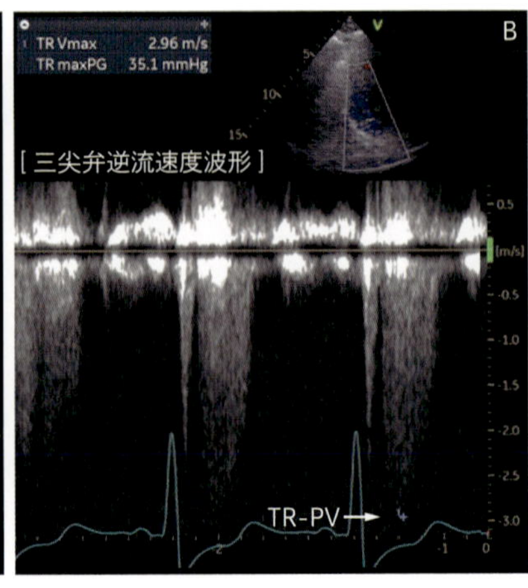

図3　心エコー拡張能指標
A：左室流入血流速度波形でE/Aは1.1であり，偽正常型を示しています.
B：三尖弁の逆流血流最大速度は2.96 m/sと高値で，肺高血圧の存在が疑われます.

右室機能の評価

右室機能については【RV outflow】の項でRV径29 mmと拡大なく，三尖弁輪収縮期移動距離(TAPSE)も22.6 mmと正常で収縮能も保たれています.【IVC】の下大静脈径は拡大なく，呼吸性変動は保たれています．治療が奏功し利尿が得られたのでしょう．肺うっ血などもあり，まだ継続した利尿は必要かと思われますが，急いで多量の利尿を行う必要はないと思われます.

左室機能と右室機能の評価からわかること

以上の心エコー図検査所見からわかることは，下記の3点です.

①左室全体の収縮低下で左室収縮能は低下するとともに，左室は球状に大きく拡大している．ただし，そのために心拍出は保たれている.

➡明らかな局所壁運動の異常はなく均一に収縮低下を認めることから，何らかの心筋疾患の可能性が高そうです（ただし，心エコーでは虚血性心疾患を否定はできません).

②ほぼ求心性の左室肥大を呈しており，心室肥大を伴う心筋疾患の可能性を考える必要があります．高血圧心の可能性もありますが，若年者で罹病期

間はそれほど長くないのにここまで進行するかは疑問です．拡張相肥大型心筋症などの可能性も念頭において精査する必要があります（本稿執筆時点では心筋生検はまだ実施していません）．

③左室拡張障害はグレードIIであり，心不全の症状としては左室拡張障害の関与も大きいと考えられます．循環血漿量の過剰はみられなくなっているので，今後は急激な利尿よりも血管拡張を主とした治療が必要と考えられます．

＊＊＊

心エコーのデータを正しく読むことで病態がより理解できた症例だと思います．

ケーススタディー 04

動悸，労作時の息切れを主訴とする症例

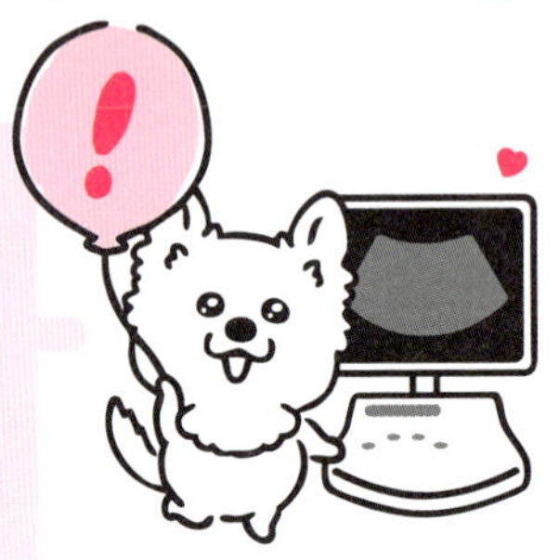

ポイント！

動悸や息切れなどは循環器内科で最もよく遭遇する症状です．いろいろな疾患の可能性があり，問診や身体所見のみではなかなか診断がつかないことも少なくありません．そんなときこそ心エコーが実力を発揮します．

◆◆◆

60歳代の女性です．3年前より動悸発作，労作時の息切れが出現するようになり筆者の施設へ紹介されました．発作性心房細動を認めるとともに，心エコー，MRIなどで閉塞性肥大型心筋症（HOCM）と診断されました．発作性心房細動に対してカテーテルアブレーションを実施し，以後，心房細動の再発は認めていません．現在は紹介医にて加療中でβブロッカー，シベンゾリンなどを処方されています．労作時の息切れも以前よりは改善していますが，消失したわけではありません．筆者の施設では，心エコーでの経過観察を行っています．

では，心エコー図検査所見（図1）をみてみましょう．

閉塞性肥大型心筋症の評価

左室の形態について

心エコー図検査所見（図1）の【Dimension】では，心室中隔壁厚（IVST）14 mm，後壁壁厚（PWT）12 mmで左室肥大としては軽度であり，肥大型心筋症（HCM）の基準（壁厚13 mm以上）をどうにか満たす程度です．ただし，これは僧帽弁先端部位で計測した壁厚であり，本症例では心筋中隔基

身長： 153.3(cm)　体重： 48 (kg)　体表面積： 1.43 (m2)
LV mass： 145.6(g)　LV mass index： 101.8(g/m2)　RWT： 0.55
血圧： 131/ 86 (mmHg)

【Dimension】
AoD 27(mm)
LVDd 40(mm)
LVDs 23(mm)
IVST 14(mm)
PWT 12(mm)
EF 76(%)
FS 44(%)

【LA volume】
LAD1： 42 (mm)
LAD2： 39 (mm)
LAD3： 57 (mm)
ellipsoid法： 48.9 (ml)
LAVI： 34 (ml/m2)
LA ESV(BP法) 79.1(ml)
LA ESVI 54.2(ml/m2)

【RV outflow】
RVOT vel. 0.62(m/s)
RV径 29(mm)
TAPSE 16(mm)

【IVC】
13 (mm) (呼気/吸気)

MR：1/4
AR：1/4
vena cont.： 3.3 (mm)
TR：no～1/4　PG： 15 (mmHg)
TR-PV： 1.94 (m/s)

PR：mild　PG： 3 (mmHg)

【LV inflow】
E vel. 0.50(m/s)
A vel. 0.57(m/s)
E/A 0.88
IRT (ms)
DcT 229(ms)

【PE】
Pericardial effusion：なし

【LV outflow】
LVOT vel. 1.97(m/s)
VTI (cm)

【組織ドプラ】
e'medial 4.0　e'lateral 6.1
a'medial 5.5　a'lateral 7.6
s'medial 5.2　s'lateral 7.9
E/e'medial 12.6　E/e'lateral 8.2　E/e'(Avg)

【LV】
全周性に壁肥厚を認め、IVS基部で15mm。心筋性状粗め。ASH(-)
LVOT付近でﾓｻﾞｲｸ血流認め、安静時peakPG：28mmHg、
ﾊﾞﾙｻﾙﾊﾞ負荷にてpeakPG：76mmHg、
有意な圧較差を認める。増悪はなさそうです。
SAM(+)、収縮期大動脈弁半閉鎖(-)
明らかな壁運動異常は認めず。
dimension拡大なく、contractionも保たれる。

図1　心エコー図検査所見

部の壁厚は 15 mm でした．また，IVST/PWT=1.16 ですので非対称性中隔肥大（ASH）の基準（1.3 以上，高血圧合併例では 1.5 以上）を満たしません．非対称性中隔肥大は肥大型心筋症に特徴的な所見ですが必須の基準ではな

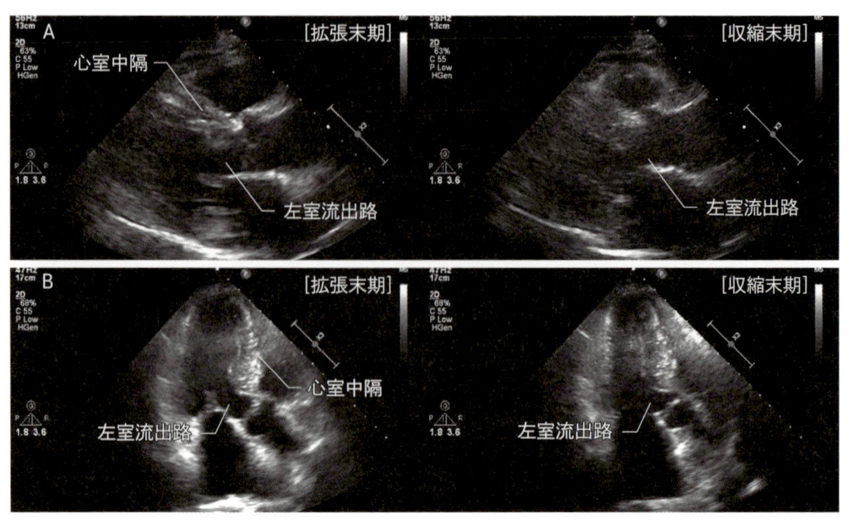

図2　断層心エコー像
A：胸骨左縁長軸像.
B：心尖長軸像.
左室は全体的な肥大を示し，肥大型心筋症に典型的な非対称性中隔肥大は認めません．肥大した心室中隔基部は左室流出路へ張りだしています.

く，非対称性中隔肥大がないことが肥大型心筋症を否定するものではありません（図2）.

左室流出路圧較差の評価

心エコー図検査所見（図1）の下部に左室（LV）についての所見を【LV】として述べています．注目すべき点は，「LVOT付近でモザイク血流認め，安静時peak PG：28 mmHg，バルサルバ負荷にてpeak PG：76 mmHg，有意な圧較差を認める」という部分です．モザイク血流は左室流出路（LVOT）の血流が乱流になっていることを示しています．これは狭窄のある部位に速い血流が流入したことを示します．ドプラエコーで大動脈弁手前の左室流出路部位の血流速度を計測し，最大速度から簡易ベルヌーイ式で圧を求め，左室内腔と流出路部位の圧較差とします．流出路圧較差30 mmHg以上の圧較差が閉塞性肥大型心筋症の定義となります（本症例ではβブロッカー，シベンゾリンが処方され圧較差は低下しているので，この値から閉塞性肥大型心筋症でないというのではありません）．圧較差50 mmHg以上が高度の閉塞あ

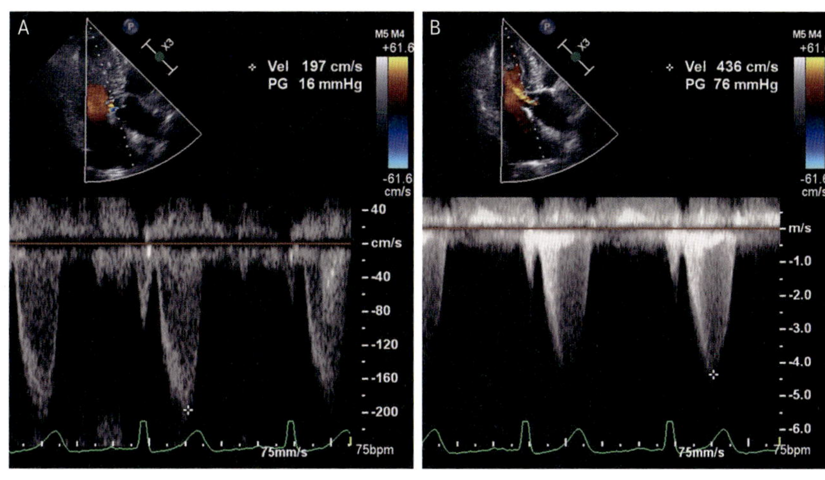

図3　左室流出路血流速度波形

A：安静時．安静時の左室流出路血流速度波形．簡易ベルヌーイ式より最大圧較差（PG peak）は28 mmHgと推定．

B：Valsalva負荷．Valsalva負荷により流速が著明に亢進し，最大圧較差（PG peak）は76 mmHgに上昇しました．

りと考えられるので，この値のみでは圧較差は軽度と判断されてしまいます．

しかし，Valsalva負荷を実施すると圧較差は76 mmHgに上昇し，この症例はまだ高度の圧較差が残存していることが明らかになります．労作時の息切れも圧較差による可能性があり，治療強化の検討が必要と思われます（図3）．

左室拡張能の評価

ほかの項をみてみると，【LA volume】のLA ESVI（左房容積係数〈LAVI〉）が54.2 mL/m^{2}と大きく，左房（LA）拡大を認めます．左室の慢性的な弛緩能低下を意味するものか，発作性心房細動に関連するものかの判別は困難です．この症例は【組織ドプラ】の項のe'は低値ですが，E/e'は平均で10.4，三尖弁閉鎖不全（TR）の最大圧較差（PG peak）19 mmHgは最大血流速として2.18 m/s前後と考えられるので，**Part 2-B-09「心エコーによる左室拡張障害の診断」の図1**（p. 81）の診断基準4項目のうち半分のみを認めます．このデータのみでは左室拡張障害による左室充満圧の上昇があるかについては判定できません（労作時により心拍数が上昇したときには左室充満圧の上昇がある可能性は高いと思います).

Valsalva 負荷の必要性

本症例のように閉塞性肥大型心筋症では Valsalva 負荷を行うことで左室流出路の圧較差が増加する症例もしばしば認められます．安静時のみならず Valsalva 負荷時の圧較差が 30 mmHg 以上も閉塞性肥大型心筋症の診断基準です．肥大型心筋症が疑われる症例がある場合，安静時に圧較差を認めなくとも，Valsalva 負荷を実施して左室流出路血流速（圧較差）の上昇の有無を確認する必要があります.

ケーススタディー 05

動悸，不整脈にて受診した症例

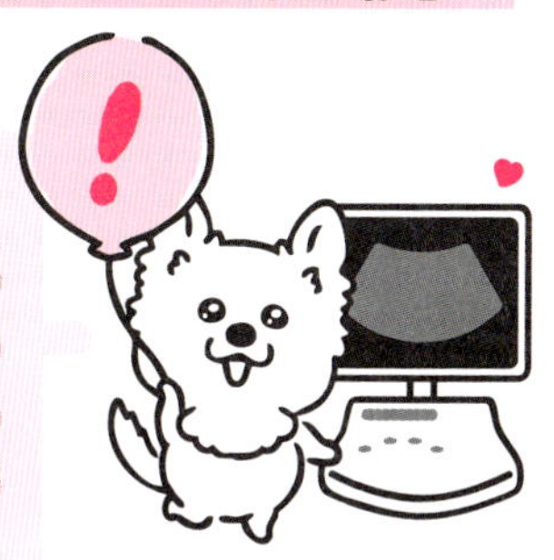

ポイント！

近医から紹介された症例です．心雑音があり，何らかの弁膜疾患がある可能性が高いですが，それはどのような疾患でしょうか．重症度の評価や手術適応も考えなければなりません．心エコーの検査所見から読み解いていきましょう．

◆◆◆

40歳代前半の男性です．2〜3年前からときどき動悸を感じることがありましたが，当時の心電図では不整脈は指摘されませんでした．半年前から次第に動悸の頻度が増え，1か月前からは呼吸困難を感じることもありました．近医を受診し，不整脈を指摘され筆者の施設へ紹介されました．初診時の心電図は心房細動であり，収縮期雑音も聴取するため心エコーを依頼されました．

心エコー図検査では僧帽弁閉鎖不全症（MR）4/4を認めました．所見には，

・僧帽弁後尖P2の逸脱を認め，僧帽弁閉鎖不全症は大動脈背側に向けて左房（LA）天井まで吹く．

と記載され，心雑音の主な原因が僧帽弁閉鎖不全症であることが明らかになりました．図1に示したように，僧帽弁の後尖が破線で示した僧帽弁弁輪の位置よりも左房側に落ち込んでおり，カラードプラではその部位から逆流ジェットが吹いているのがわかります．

では，心エコー図検査所見（図2）をみてみましょう

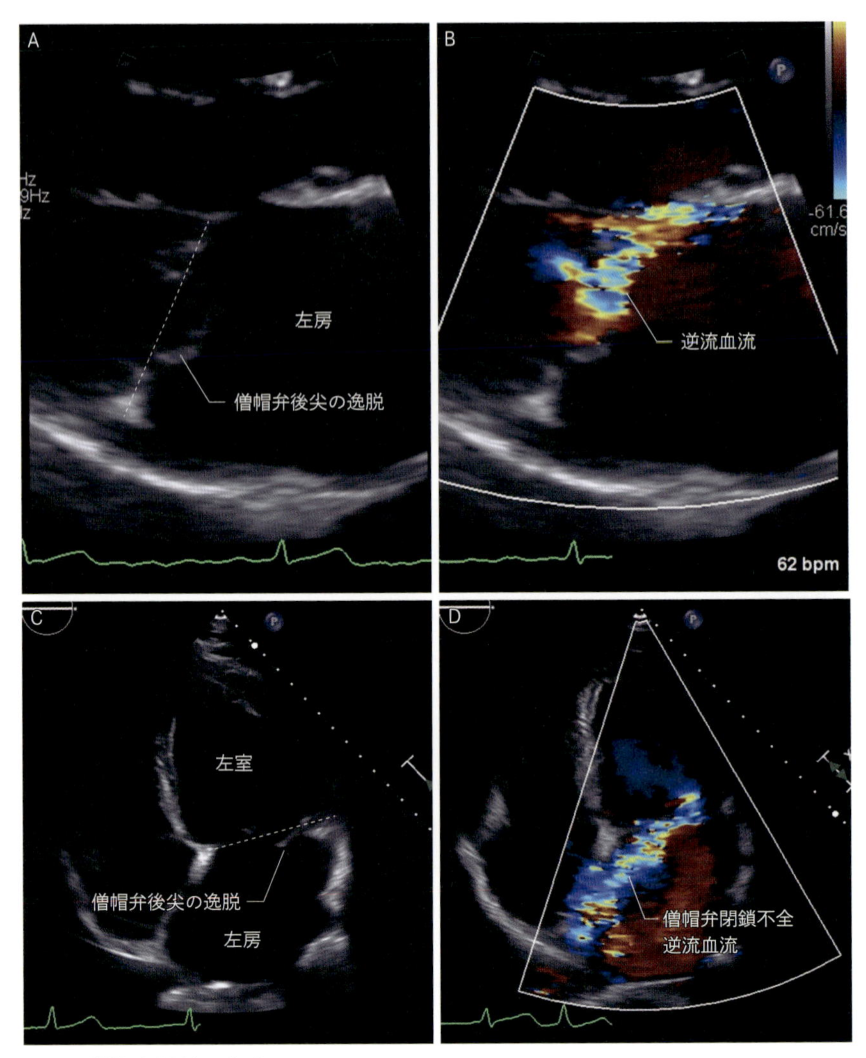

図1　僧帽弁閉鎖不全症

A，B：傍胸骨左縁短軸像（ズーム画像）.
C，D：心尖四腔像.
A，C：僧帽弁後尖が逸脱を示し，弁輪の高さ（破線）を越えて左房へ落ち込んでいます.
B，D：僧帽弁逸脱により僧帽弁閉鎖不全症が生じ，逆流ジェットは左房天井部位まで達しています.

身長：173.7 cm　体重：79.4 kg　体表面積：1.939 m2
LV mass：301.76 g　LV mass index：155.6 g/m2　RWT：0.29
血圧：108 / 66(mmHg)　心拍数 80　リズム Af+PVC

【Dimension】
LVDd 70 (mm)
LVDs 53 (mm)
IVST 9 (mm)
PWT 10 (mm)
EF 46 (%)
FS 24 (%)

【LA volume】
LAD1 60 (mm)
LAD2 74 (mm)
LAD3 78 (mm)
ellipsoid法 181.1 (ml)
LAVI 93.4 (ml/m2)
LA ESV(BP法) 190 (ml)
LA ESVI 98 (ml/m2)

【RV outflow】
RVOT vel. 0.32 (m/s)
RV径 32 (mm)
TAPSE 21 (mm)

【IVC】
16/8 (mm) (呼気/吸気)

【LV inflow】
E vel. 1.29 (m/s)
A vel. (m/s)
E/A 0
IRT (ms)
DcT 169 (ms)

【LV volume】
EDV 203 (ml)
ESV 113 (ml)
EF 44 (%)

【Valve(regurgitation)】
MR 4/4
%JET/LA (%)
ERO 0.73 (cm2)
RV 80 (ml)
vena cont. 8.0 (mm)
AR no
vena cont. (mm)
PHT (ms)
TR 1/4 (peak PG) 23 (mmHg)
TR-PV 2.4 (m/s)
PR trivial (PG) (mmHg)

【PE】
Pericardial effusion：なし

【LV outflow】
LVOT vel. 0.86 (m/s)
VTI 12.90 (cm)
LVOT径: 22.2 (mm)
SV: 49.9 (ml)
CO: 4 (l/min)
CI: 2.1 (l/min/m2)

【組織ドプラ】

e'medial 9.5	e'lateral 13.3	e'mean 11.4 (cm/s)
a'medial	a'lateral	a'mean (cm/s)
s'medial 4.8	s'lateral 7.7	s'mean 6.3 (cm/s)
E/e'medial 13.6	E/e'lateral 9.7	E/e'mean 11.3

図2　心エコー図検査所見

僧帽弁閉鎖不全の評価

まずは，【Valve（regurgitation）】の項をみましょう．ここで各弁の閉鎖不全をまとめています．図1Dに示したように僧帽弁閉鎖不全の逆流は左房の頂点部位まで吹いており，到達度は4/4とされています．ただし，後尖からの逸脱によるため，逆流血流は心房中隔に沿うように左房を斜め方向に横切っており「偏心性」のジェットとなっています．このような場合は，ジェットと左房の面積比（%JET/LA）は僧帽弁閉鎖不全の重症度を過小評価します．そのため%JET/LAを記載しなかったのかもしれません．図1Dをみると面積比は明らかに50％未満のようですが，偏心性の例ではこれだけで重症ではないとはいえません．そこでproximal isovelocity surface area（PISA）法での定量評価を行うと，有効逆流弁口面積（EROA）0.73 m^2，逆流量（RV）80 mLと大きな値を示し，また，vena contracta（VC）も8.0 mmと大きく，僧帽弁閉鎖不全としては重症と考えます．

Simpson法での1回心拍出量（SV；EDV－ESV）は90 mLであり，いずれの値も正しいとすれば逆流率（RF）は80 mL÷90 mL×100=89（%）となりますが，さすがに過剰評価と思います（1回心拍出量が10 mLになってしまいます）．心房細動のため心拍ごとに値が変動すること，偏心性の場合，PISA法では過大評価する傾向があることなどから，このようなエラーが生じたのかと考えます．なお，ドプラエコーでのSV＝49.9 mLを用いると（SV=50 mLとして）逆流率は80/（50+80）×100=61.5（%）と妥当な値となります．なお，vena contractaは偏心性のジェットでも比較的正確とされています．過大評価の可能性はあるものの本症例はやはり重症僧帽弁閉鎖不全と考えられます．

僧帽弁閉鎖不全症の手術適応

本症例の手術適応は僧帽弁閉鎖不全の重症度のみでは決定できず，症状の有無や左室機能が重要な因子となります．本症例の動悸，あるいは心房細動の出現などを僧帽弁閉鎖不全の症状と考えるなら，本症例は推奨クラスⅠで手術が推奨されます（日本循環器学会の「2020年改訂版弁膜症治療のガイドライン」[1]による）．これらが僧帽弁閉鎖不全による症状だと断定できないと考えても，左室駆出率（EF）44％，左室収縮末期径（LVDs）53 mmと左室拡大と収縮能低下を認めるので，やはりクラスⅠで手術が推奨されま

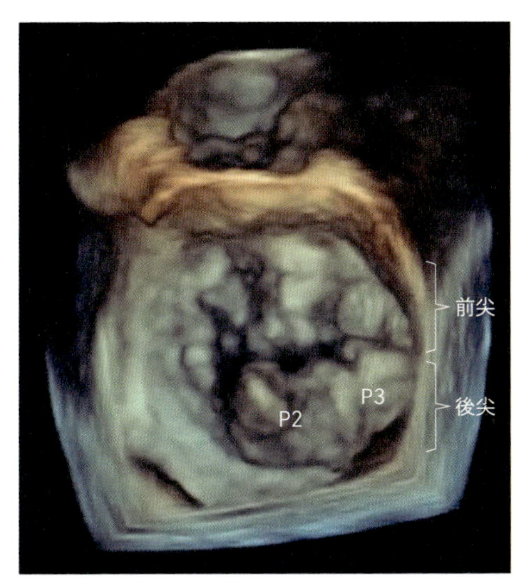

図3　3D経食道心エコー
3D経食道心エコーで僧帽弁を左房側から（surgeon's view）みています．主に後尖P2の逸脱を認めるが，P3も逸脱しています．

す．なお，僧帽弁閉鎖不全症症例では左室（LV）への逆流分だけ拡張期の左室容積が大きくなり，前負荷が大きくなるので左室の収縮能は亢進します（Frank-Starlingの法則による）．そのため，左室駆出率のカットオフ値は通常の50％ではなく60％を用い，それ以下ではすでに左室心筋が傷害を受けて収縮能が低下していると考えられるので，手術適応となります．

左室拡張と右室機能の評価

なお，【LA volume】の項の左房容積係数（LAVI）は98 mL/m^{2}と大きく，著明な左房拡大を示しています．また，【RV outflow】の項で右室（RV）の拡大はなく，三尖弁輪収縮期移動距離（TAPSE）で示す右室の収縮能も保たれていることがわかります．

左室拡張能については心房細動のためA波はなくE/Aは求められません．しかし，【組織ドプラ】の項でE/e'は11.3，また，三尖弁閉鎖不全（TR）での最大血流速度（TR-PV）2.4 m/sであり，左室充満圧が上昇している可能性は低いと思われます．ただし，それが心不全の存在を否定するものではありません．

なお，本症例の経食道心エコー像も示します（図3）．3D画像をみると，後尖の逸脱はP2が主ではあるが，側壁側の弁尖P3も逸脱していることがわかります．本症例はその後僧帽弁形成術を実施，P2，P3の逸脱を確認しました．

文献

1）日本循環器学会，他：2020年改訂版弁膜症治療のガイドライン．2020
https://www.j-circ.or.jp/cms/wp-content/uploads/2020/04/JCS2020_Izumi_Eishi.pdf（2024年5月25日閲覧）

ケーススタディー 06

ふらつきを主訴とする高齢者の症例

ポイント！

社会の年齢構成の変化に伴い，高齢者についての心エコー図検査の重要性は今までにないほど高くなっています．高齢者に多い疾患とともに，高齢そのものに伴ういろいろな変化も考慮する必要があります．また，高齢者では軽い症状にみえても意外と病状が進行していることもあり注意が必要です．

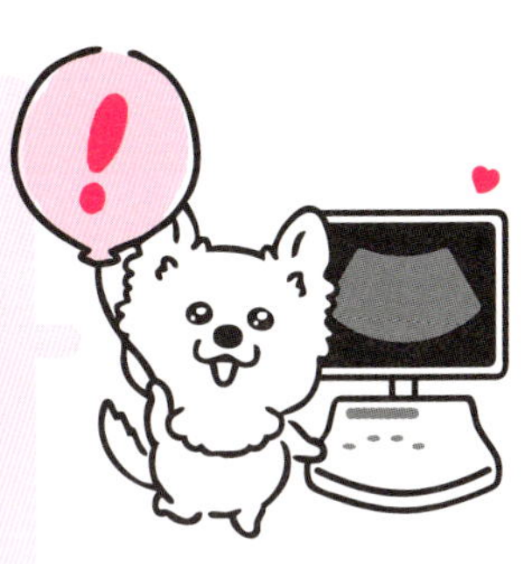

以前より心電図異常などを指摘されるも放置していた90歳代前半の男性です．1か月前よりふらつきなどを感じるようになり近医受診．頭部CTでは年齢的な変化以外は特に問題はありませんでしたが，収縮期心雑音を聴取するとのことで筆者の施設へ紹介されました．初診時の血圧は156/70 mmHg．BNPは83.4 pg/mLでした．心雑音精査のため心エコーを依頼されました．

心エコーでは大動脈弁は三尖認めますが，高度な硬化変性を認めます（図1B）．短軸像では大動脈弁の開口が著明に制限されており（図1A），大動脈弁狭窄症（AS）が疑われました．左室（LV）の壁運動に異常は認めないが左室全体の肥厚を認めました．しかし，断層エコーのみからでは大動脈弁狭窄症の重症度を確実に判断することはできず，手術適応の決定も困難です．

では，心エコー図検査所見（図2）をみてみましょう．

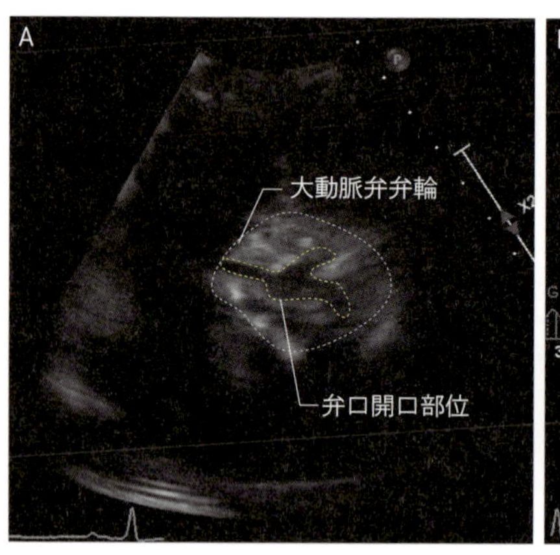

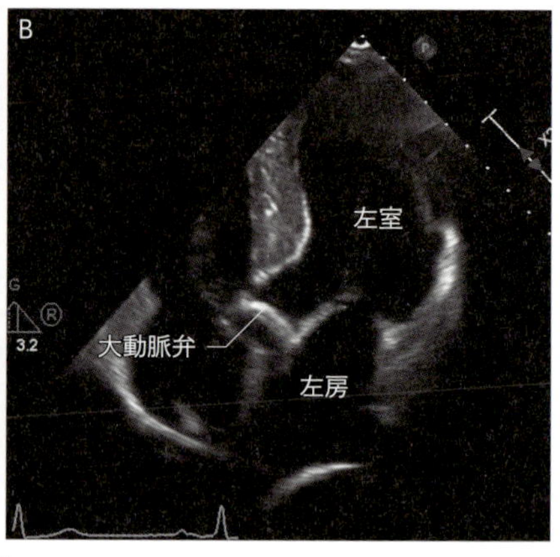

図1　傍胸骨左縁短軸像および心尖五腔像
A：傍胸骨左縁短軸像.
B：心尖五腔像.
傍胸骨左縁短軸像（A）でみると，ほぼ大動脈弁弁輪部位まで開放すべき大動脈弁が，ごく狭い範囲しか開放しておらず，大動脈弁狭窄症が疑われます．心尖五腔像（B）でも，大動脈弁の輝度が上昇しており高度の石灰化変性を認めます.

大動脈弁狭窄症の重症度評価

大動脈弁狭窄症の重症度評価は【Valve（stenosis）】の項にまとめています.

評価項目としては，①大動脈弁開口面積（AVA），②最大圧較差（PG peak），③平均圧較差（mean〈PG〉），④大動脈通過最大血流速（AV-PV），⑤ Doppler velocity index（DVI）となります.

「AVA」の項に“連続の式”とあるのは画面上でのトレースで求めたものではなく，ドプラエコーから計算によって求めたことを示しています．最大圧較差は大動脈通過最大血流速から簡易ベルヌーイ式で求めたものであり，重症度評価においては最大血流速に新たな情報を追加するものではなく，重症度評価では大動脈通過最大血流速で判断します.

本症例では，大動脈通過最大血流速 4.9 m/s，平均圧較差 55 mmHg，大動脈弁開口面積 0.80 cm^2 といずれの項目も重症大動脈弁狭窄症の基準を満たします．なお，本所見にはありませんが，大動脈弁開口面積は体表面積で正規化した大動脈弁開口面積係数（AVA index）も記載するのが一般的です．検査所見最上部にある体表面積 1.42 m^2 で大動脈弁開口面積を割ると，大動脈弁開口面積係数は 0.56 cm²/m² となり，こちらも重症の基準を満たします．

DVI は，左室流出路（LVOT）の血流最大速度と大動脈弁通過最大血流速度の比を求めたもの速度比（velocity ratio）です．0.50 より大きい場合は軽症，0.25 未満は重症です．本症例は 0.22 と重症大動脈弁狭窄症の基準を満たします（図 3）．

手術適応について

以上のように，本症例は重症大動脈弁狭窄症と診断して間違いないと考えます．ただし，重症大動脈弁狭窄症であるだけでは手術適応とはなりません．日本循環器学会の「2020 年改訂版弁膜症治療のガイドライン」[1]では，まず「併存疾患や全身状態のために手術によって利益の得られる可能性が低い」かどうかを考えます．可能性が低くない場合は，「症状がある場合」「症状はないが，ほかの開心術を実施する場合」「心機能の低下（LVEF<50 %）の場合」は推奨クラス I で手術適応になります．

経カテーテル大動脈弁人工弁置換術の可能性

本症例は年齢が 90 歳代であることを考えると，以前は手術による利益が低いとされた可能性が高そうです．しかし，大動脈弁狭窄症の手術は高齢者でも比較的安全に実施されることに加え，経カテーテル的な人工弁置換術が普及しており，90 歳代という理由だけで必ずしも外科的介入を否定するものではありません．本症例も経カテーテル大動脈弁人工弁置換術（TAVI）を前提に手術適応を考えてみましょう．

ふらつきが本当に大動脈弁狭窄症による症状かは検討すべき点です．大動脈弁狭窄症の症状と断定できないのであれば，次に，心機能の評価が重要になります．心エコー図検査所見（図 2）左端上の【Dimension】の項で，左室駆出率（EF）は Teichholz 法で求めていますのでやや不正確かもしれませんが，局所壁運動異常がなく Teichholz 法で左室駆出率 76 % と計算されるのであれば左室収縮能の低下はないと考えられます．その他の手術適応の基準については「ガイドライン」[1] を参照していただければよいのですが，症状がなければ本症例は必ずしも手術適応にはならないと思われます．

なお，手術適応も考えて検査所見では大動脈弁弁輪径，Valsalva 洞径，ST 接合部（STJ）径および上行大動脈の径も記載しています．

身長： 152(cm)　体重： 47.5 (kg)　体表面積： 1.42 (m2)
LV mass： 192.9(g)　LV mass index： 135.8(g/m2)　RWT： 0.48
血圧： 157/ 69 (mmHg)

【Dimension】
AoD： 29 (mm)
LVDd： 46 (mm)
LVDs： 26 (mm)
IVST： 12 (mm)
PWT： 11 (mm)
EF： 76 (%)
FS： 45 (%)

【LA volume】
LAD1： 40 (mm)
LAD2： 40 (mm)
LAD3： 58 (mm)
ellipsoid法： 48.6 (ml)
LAVI： 34 (ml/m2)
LA ESV： 68 (ml)
LA ESVI： 48 (ml/m2)

【RV outflow】
RVOT vel.： 0.53 (m/s)
RV径： 26 (mm)
TAPSE： 22 (mm)

【IVC】
11/4 (mm) (呼気/吸気)

【LV inflow】
E vel： 0.63 (m/s)
A vel： 1.10 (m/s)
E/A： 0.57
DcT： 243(ms)
IRT： 120(ms)

【Valve(regurgitation)】
MR：1/4
AR：1/4
TR：1/4～2/4　PG： 21 (mmHg)
PR：no

【Valve(stenosis)】
MS：なし
AS：severe
AVA 連続の式： 0.80 (cm2)
PG peak： 97 (mmHg)
mean： 55 (mmHg)
AV-PV： 4.9 (m/s)
DVI：0.22

【PE】
Pericardial effusion：なし

大動脈弁輪径 23mm、ﾊﾞﾙｻﾙﾊﾞ洞 35mm、STJ 35mm、上行大動脈 38mm

図2　心エコー図検査所見

左室拡張能の評価

手術適応とは直接に関係はしませんが，本症例の病態についてもみておきましょう．検査所見（図2）の最上部にあるように，左室重量係数（LVMI）（図2では，「LV mass index」と記載）135.8 g/m^2，相対壁厚（RWT）0.48ですので求心性左室肥大を認めます．【LA volume】の項にある左房容積係数（LAVI）（図2では，「LA ESVI」の項です）は48 mL/m^{2}と左房拡大を示しているのは，左室肥大による慢性的な左室弛緩能低下を反映していると思います．ただし，【LV inflow】のE/A 0.57は弛緩能障害パターンにとどまり，年齢を考慮する

【LV outflow】
LVOT vel. : 1.12 (m/s)
LVOT径 : 21.7 (mm)
VTI : 25(cm)
SV : 92.4 (ml) SVi= 65ml
CO : 5.1 (l/min) SVi= 65ml
CI : 3.6 (l/min/m2)

【組織ドプラ】
septal
e' : 4.8 a' : 8.2 s' : 5.9 E/e' : 13.1
lateral
e' : 7.8 a' : 10.4 s' : 9.6 E/e' : 8.1
average
e' : 6.3 a' : 9.3 s' : 7.8 E/e' : 10.6

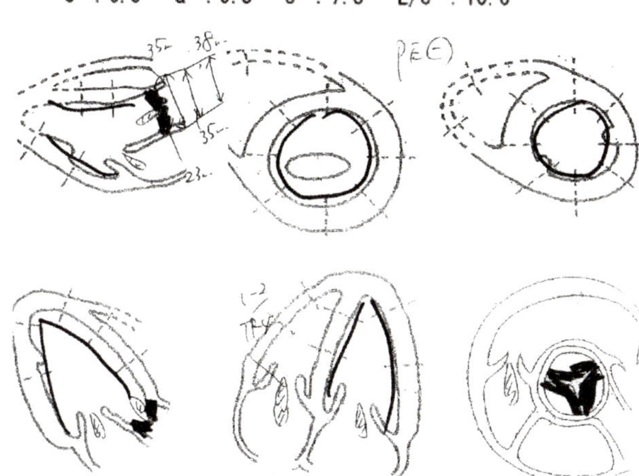

と特に悪い値とは思われません．【組織ドプラ】の項では，septal（中隔側），lateral（側壁側）の e' 波速度はそれぞれ 4.8 cm/s, 7.8 cm/s と低下しています．しかし，average（平均）E/e' は 10.6 と保たれており，【Valve（regurgitation）】の項の三尖弁閉鎖不全症（TR）の最大圧較差は 21 mmHg（最大流速で 2.3 m/s 程度）です．**Part 2-B-09「心エコーによる左室拡張障害の診断」の図 1**（p. 81）の 4 項目のうち 2 項目のみ満たしますので左室拡張障害（左室充満圧上昇）の有無については判定できないことになります．

＊ ＊ ＊

本例のような症例での治療方針については，心エコーなどによる評価のみ

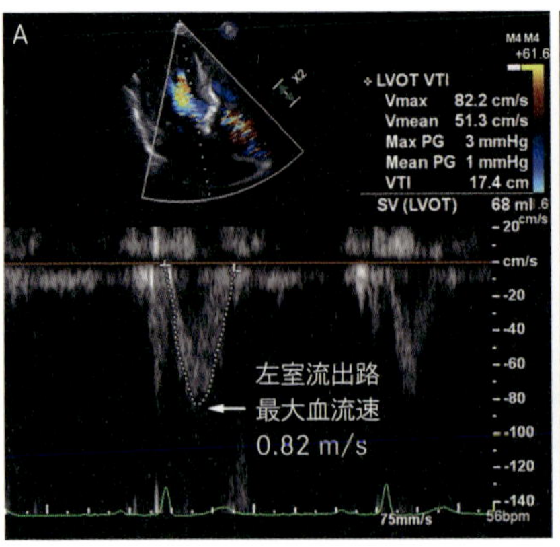

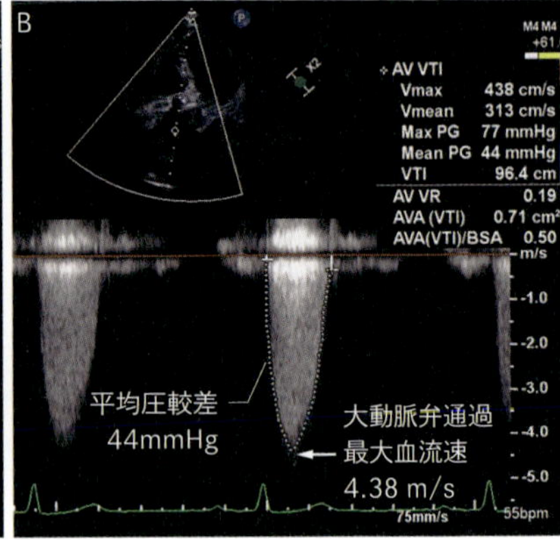

図3　ドプラエコーによる血流速度波形

A：左室流出路における血流速度波形.
B：大動脈弁通過血流の速度波形.
左室流出路血流での最大速度 0.82 m/s に対して，大動脈弁を通過するときは最大速度 4.38 m/s と著明に加速されています.

ではなく，本人の全身評価も踏まえて本人や家族との協議で決めるべきであると考えられます.

文献

1）日本循環器学会，他：2020年改訂版弁膜症治療のガイドライン．2020
https://www.j-circ.or.jp/cms/wp-content/uploads/2020/04/JCS2020_Izumi_Eishi.pdf（2024年5月25日閲覧）